全国中医药行业高等教育"十四五"创新教材

"全国急救教育试点学校（JJJY–SPX063）"江西中医药大学教学成果

现场急救与自救概论

（供药学、中药学、应用心理、计算机科学与技术、医学影像技术、公共事业管理、健康服务管理、市场营销、英语、保险、医学检验技术、运动康复等专业用）

主编 徐 刚 朱 慧

全国百佳图书出版单位

中国中医药出版社

·北 京·

图书在版编目（CIP）数据

现场急救与自救概论 / 徐刚，朱慧主编. -- 北京：
中国中医药出版社，2025.4.（2025.8 重印）--（全国中医药行业高等
教育"十四五"创新教材）.
ISBN 978-7-5132-9426-3

Ⅰ. R459.7；X4

中国国家版本馆 CIP 数据核字第 2025A4Y440 号

中国中医药出版社出版

北京经济技术开发区科创十三街 31 号院二区 8 号楼
邮政编码　100176
传真　010-64405721
山东临沂新华印刷物流集团有限责任公司印刷
各地新华书店经销

开本 787×1092　1/16　印张 11　字数 254 千字
2025 年 4 月第 1 版　2025 年 8 月第 2 次印刷
书号　ISBN 978-7-5132-9426-3

定价　59.00 元
网址　www.cptcm.com

服 务 热 线　010-64405510
购 书 热 线　010-89535836
维 权 打 假　010-64405753

微信服务号　zgzyycbs
微商城网址　https://kdt.im/LIdUGr
官 方 微 博　http://e.weibo.com/cptcm
天猫旗舰店网址　https://zgzyycbs.tmall.com

如有印装质量问题请与本社出版部联系（010-64405510）

全国中医药行业高等教育"十四五"创新教材

《现场急救与自救概论》编委会

主　编　徐　刚（江西中医药大学）

朱　慧（江西中医药大学）

副主编　齐宝宁（陕西中医药大学）

鄢艳兰（丰城市河洲社区卫生服务中心）

李　林（江西中医药大学第二附属医院）

李　轶（南昌航空大学）

谭赵根（宜春学院附属丰城医院）

宗文静（江西中医药大学）

编　委（按姓氏笔画排序）

王秋慧（九江学院）

邓令男（江西中医药大学）

甘　泉（宜春学院附属丰城医院）

艾梓黎（江西中医药大学）

艾琴英（江西中医药大学）

石瀚文（陕西中医药大学）

卢潇潇（江西中医药大学）

李　沐（江西中医药大学）

姚巧娜（江西中医药大学）

殷晨雪（江西中医药大学）

熊雯雯（江西中医药大学）

编写说明

    生命健康是人类社会文明进步的基础和前提，《中华人民共和国基本医疗卫生与健康促进法》明确提出要普及急救知识，鼓励经过急救培训的人员积极参与公共场所急救服务。加强高等院校学生现场急救相关知识和技能的教育是时代所需，也是当前必须重视的问题。

    目前，高等院校尚少有相配套的系统介绍现场急救与自救知识和技能模块并凸显中医药特色的急救与自救课程教材，各类院校和机构急救教育或培训用教材主要体现为科普类（以红十字会培训教材为代表）和医学类（以基层医院初级培训为代表）。本编写团队在编写过程中力求更贴近中医药院校学生应具备的现场急救意识、知识和能力培养的现实需求，在搜集、整理常规的急救与自救知识和技能的基础上，将中医药急救的理论和方法整合到教材相应的知识模块中去，形成本教材内容的特色。

    本教材由七章组成。第一章绪论部分阐述了急救与自救的理念、程序、原则，急救人员的责任和义务；第二章为现场急救与自救常用技术（急救现场的判断、评估和应对方法，心肺复苏术，气道异物梗阻解除术，创伤现场急救术，特殊伤现场处理术）；第三章为常见急症现场急救与处理；第四章为意外伤害现场急救与处理；第五章为突发灾害事件急救与处理；第六章为常见中毒事件急救与处理；第七章为现场急救中中医药理论与技术运用。在相关章节内容的编排上，着重突出了救护教育的大众性、现场性和操作性，删繁就简，力图克服以往教材中讲授"救"的内容多、"护"的内容少的现象，做到"救"与"护"的和谐统一，强化学生对现场急救操作的及时性、科学性、规范化的认识；重点介绍现场心肺复苏、海姆立克、创伤救护，以及各种危急事件的现场紧急处理方法。知识点编排简明扼要、图文并茂、通俗易懂、实用性强，既追求知识点的科学性、完整性，亦兼顾原理、方法、技能的工具性、应用性，有利于加强学生现场应对和解决实际问题综合能力的培养。

　　本教材是编委会集体智慧和辛勤劳动的结晶，写作思想是在尊重、吸纳和综合各位编者的意见和建议的基础上确定的。本教材的出版得到了国家中医药管理局教材办公室、全国高等中医药教材建设研究会、中国中医药出版社和各有关高校等单位的关怀和鼎力支持。由于编者水平有限，再加上时间仓促，书中不足之处在所难免，恳请广大读者提出宝贵意见，以便再版时修订提高，奉献给社会更优质的精品教材。

《现场急救与自救概论》编委会

2025 年 1 月

目 录

第一章　绪　论

　　生命健康是人类社会文明进步的基础和前提，是大众最为关心的现实问题，"没有全民健康，就没有全面小康"。将急救知识引入校园，不仅能让广大师生真正掌握简单有效的急救技术，更有助于培养学生学以致用的能力，让急救技能在现实生活中发挥更大作用。在一些紧急情况下，即使没有专业急救人员在场，学生利用掌握的现场急救知识和操作技能，也可以为被施救者提供及时、必要的帮助。

第一节　现代急救与自救的理念与体系

　　现场急救是指当人体受到意外创伤或发生危急重症时，在救护车、医生或其他专业救护人员到达之前，由急救员给伤者或突发疾病患者及时施行帮助和治疗的一种救护措施，也包括清醒患者的自救，是院前急救的重要一环。院前现场急救可以说是医疗战线的最前沿，是挽救生命的主战场之一，有时也是最后一道防线。急救涉及的内容十分广泛，既包括脑卒中、猝死等日常生活中的危重急症，也包括急性中毒、意外伤害等突发事件造成的伤害。

一、急救与自救的理念

　　急救与自救秉承"时间就是生命"的基本理念；其目的一是快速挽救生命，二是及时保护被施救者的生命功能。脑组织在常温缺血缺氧下只能耐受 4 分钟，但在心肺复苏术下可以延长至 20 分钟左右，目击心搏停止后的立即心肺复苏为脑组织功能恢复赢得时间窗；早期除颤，即 4 分钟以内的除颤可以提高成活率；10 分钟以内对严重失血、窒息、气道梗阻患者进行正确的施救，可以成功挽救 40% 被施救者的生命。目前，从拨打急救电话呼叫救护车，再到救护车赶到事发社区现场的反应时间往往超过 10 分钟，所以在没有专业人员到达之前，这段时间往往是对被施救者进行抢救的宝贵时间。重视建立社区群众的自救网，互救网是社区急救最重要的一级。

　　研究显示，危重的多发伤、严重创伤和（或）失血性休克患者的伤后"黄金一小时"内，前 10 分钟又是决定性的"白金十分钟"。任何灾害发生后，被施救者在 10 分钟内能得到专业的医疗救护是非常困难的。

　　社区急救、家庭互救与自救等医学知识和技能的普及，不仅起到教育社会民众珍爱生命，懂得基本医疗的社会价值与作用，且能在发生急症时及时自救、互救和更好地配合专业医务人员进行急救。

二、社会急救网络体系建设现状

急诊医学随着医学技术发展和社会需求增加，该学科已成为发展最迅速的临床学科之一，其水平也在一定程度上反映了一所医院乃至一个国家临床医学的总体水平。而当前社会急救网络体系主要是由院前现场急救与院内急诊共同构建，承担着各类急危重症的综合救治和突发公共事件的紧急救援，是基本公共服务和应急保障的重要组成部分，也是关乎生命安全的重要民生问题。

（一）国外社会急救体系发展现况

在国际上，院前急救服务模式主要有两种，即以英美为代表的模式和法德为代表的模式。前者强调尽快将患者转运到医院进行有效治疗，即"将患者带到医院"；后者强调医院抢救小组尽快对患者进行现场救治，再转运到医院继续治疗，即"将医生带到现场"。以英美为代表的模式中，很多接收应急电话的地区调度中心集消防和医疗急救功能于一体，由经过培训的急救人员开展院前急救，他们只能进行简单和紧急的现场急救处理，使用肾上腺素和氧疗等少数医疗手段。以法德为代表的模式中同样设有全国统一的应急电话，但急救人员均为在医院工作两年后接受专业培训的急救医师，资质更完备，配备药物和急救技术也比英美为代表的模式明显增多。发达国家的急救网络建立时间较长，运行相对成熟，急救反应平均时间为 6 ～ 9 分钟。

（二）国内社会急救体系发展现况及展望

我国社会急救服务体系始于 20 世纪 80 年代，经过几十年的发展形成了 3 种不同的院前急救模式：①以北京为代表的模式：调度指挥和院前急救为一体；②以广州为代表的模式：院前调度指挥独立、依托各医院急救人员实施现场急救；③以重庆为代表的模式：依托医院建立急救中心、与医院共同承担院前急救任务。

我国院前急救人员狭义上主要包括急诊医师、助理医师、护士、驾驶员、担架员。救护车内一般配备 1 名医生、1 名护士和 1 名驾驶员，或配备医生和驾驶员各 1 名。目前，全国县以上的综合医院和部分专科医院都设置了急诊科，并建立了集诊区、抢救区、观察区和重症监护病房于一体的急诊综合救治平台，形成中心→站→所→科（室）相结合的院前、院内急救无缝衔接。

当前，我国急救体系尚存在反应能力区域差异，在救护车到达前，社会急救和公众自救、互救的及时有效开展，能最大程度地减少人员伤亡。急救不能只依靠专业队伍，人人都应掌握基本的急救技能，形成社会化、现场化、网络化和普及化的全民急救体系。广义来讲，急诊急救服务应包括基层社区医疗卫生服务中心、保健站、卫生所、医务室等，更应包括红十字救护员和现场的其他"第一施救者"。近年来，国家大力推进公众急救技能的培训和普及，提高公民的自救、互救能力，将心脏骤停患者的存活率提升至 10%。因此，在社区中开展群众性救护知识教育势在必行。此外，急救设施如自动体外除颤器（automated external defibrillator，AED）的缺失，也会妨碍急救行为的开展。只有进一步加速推进公共场所急救设施的配备，建立科学合理的急救网络，缩短急救半径，帮助普通公众学习和掌握相应的急救知识和技能，才能有效提升急救成功率，达到救死扶伤的目的。

三、家庭急救箱（包）基本配置

家庭应急药箱（包）的配置如下。

（一）物品类

急救包扎和外用消毒器具包括黏性敷料或创可贴、不黏性敷料或无菌的纱布垫、绷带（如三角巾、弹性管状绷带和绷带卷）、体温计、剪刀、安全别针、一次性手套等，见表1-1。

（二）药品类

1. 内服药品　抗过敏药（马来酸氯苯那敏、氯雷他定、西替利嗪等）、止泻药（蒙脱石散等）、泻药（乳果糖等）、抗酸药（铝碳酸镁、氢氧化铝等）、助消化药物（多潘立酮片、多酶片等）及外用药物（风油精、清凉油、碘伏等）。

2. 慢性疾病用药　根据家庭成员的疾病情况，事先备足慢性疾病所用药物，如胰岛素、降糖药物、降压药物、心脏疾病治疗药物（硝酸甘油）、抗哮喘药物（沙丁胺醇气雾剂）等，并注意根据药品说明书规定的储藏条件来正确贮藏药品。

3. 其他　还应准备一些外用凡士林或甘油，通过涂搽皮肤防止干燥或开裂。

表 1-1　家庭急救箱物品配置

类别	名称	规格	数量
急救包扎	弹力绷带	5cm×450cm/卷	1卷
	纱布绷带	8cm×6m/卷	1卷
	胶带	医用透明胶带	1卷
	三角巾	96cm×96cm×136cm/包	1包
	医用敷贴	10cm×15cm/片	5片
	医用纱布	7.5cm×7.5cm×5片/包	1包
	止血带	30cm/条	1条
	棉签	10cm/根	2包
消毒	碘伏	250mL/瓶	1瓶
其他	剪刀	医用手术剪	1把
	体温计	电子体温计（腋下、口腔两用）	1支
	呼吸膜	一次性消毒膜	2片

（三）注意事项

1. 急救箱应放置在容易找到且儿童不易触及的地方。

2. 贮藏急救物品和药品时，建议一季度检查一次，充分关注药品的有效期、性状和质量状况等。在使用药物前，也应当仔细观察药物的外观和性状是否发生了变化，用药时更应仔细阅读说明书，根据推荐的剂量与给药频次合理使用。

3. 家庭急救箱内药品要定期检查和更换，以免失去药效，或者变成有毒物质。

第二节　现场急救的原则与程序

一、现场急救的目的

现场应急救护的目的包括挽救生命、防止恶化、促进恢复，而挽救生命是现场救护的首要目的。

二、现场急救的原则

1. 确保安全　急救人员抵达现场后，必须首先评估现场情况，使处于危险境地的人员尽快脱离并移至安全地带，在确保自身、患者及现场人员安全的情况下对患者进行抢救。

2. 避免交叉感染　现场应急救护时要做好个人防护及患者的保护，对可疑的呼吸道传染病和血液（或体液）接触的疾病要采取妥善的防止感染措施。

3. 及时、科学、合理救护　①先救命，后救伤。②先重后轻：对大出血、呼吸异常、脉搏细弱或心搏骤停、神志不清的患者，应立即采取急救措施；昏迷患者应注意维持呼吸道通畅；伤口处理一般应先止血，后包扎，再固定。③先救后送：现场所有的患者须经过妥善急救处理后，方可迅速转送医院。

4. 寻求、争取集体协作　急救现场往往情况复杂，尤其是在危急情况的处理时，一个人很难完成所有现场的急救工作。为保证现场的安全性和救护的及时性，急救者要尽量争取周围人的参与和帮助，抢救步骤包括拨打急救电话、寻取急救设备、维护现场安全、协作完成现场急救操作、协助转运患者等。

5. 必要的人文关怀和心理支持　由于意外伤害或突发疾病，现场人员常常出现负性情绪，尤其是恐慌、激动、烦躁等，现场急救者在救治过程中要对被施救者表达关心和理解的言语，传递积极的情感，同时进行有效的沟通是必要的。

三、现场急救的程序

现场急救的程序主要包括三项工作内容：一是环境和病情的评估，二是实施现场抢救，三是稳定病情等待救援。这三项内容往往是联系在一起的，特别是面对危重患者时，常需要一边评估，一边抢救或稳定病情，即对已存在或潜在威胁患者生命的各种情况及时发现和处理。根据初步识别和对病情的评估，应用复苏技术、治疗手段和其他各种现场处理措施，使患者在生物学方面或精神方面都能逐步稳定。这些技术、手段和处理措施对患者的进一步医疗或缓解都是必需的。整个评估过程持续至患者得到妥善处理为止，包括迅速确定某一特定患者或在许多患者中需处理的重点问题。现场急救程序主要包括以下四个步骤。

（一）评估现场环境，保证安全

当现场急救者面对意外事故时，首先应冷静观察现场环境有无危险存在，同时寻找患者受伤害的线索，这对判断伤情很有必要，必要时应采取安全保护措施或呼叫救援。如现场仍有危险，切不可盲目救治，应先排除危及在场人员生命或影响救治的因素，再进行救治，确保患者和施救者的安全。

（二）初步检查和病情的评估、处置

迅速进行检查　无论患者的病情如何，对其评估过程和方法大致是相同的。但对危重患者来说，常需要评估和抢救、处理同时进行。此时，应先处理可能危害患者生命的情况，特别是呼吸、心搏骤停的患者要及时进行心肺复苏术。只有在威胁患者生命的因素解除后，才能系统地进行详细检查和处理其他情况。

现场急救人员应先对患者进行一次基本检查，判断是否有足以致命的伤情。

（1）检查反应（response）　轻轻拍打患者肩部，高声呼唤："喂！你怎么啦？"（轻拍重唤）

（2）检查气道是否通畅（airway）　检查患者是否有呼吸，必要时应清除患者口鼻部位的异物。使患者气道保持通畅的方法：如患者昏迷，且没有颈椎骨折的可能，急救人员可用仰头举颏法；如患者昏迷又有存在颈椎骨折的可能，急救人员应在专业人员指导下采取托颌法固定患者头部及颈椎（具体操作方法详见第二章）。

（3）判断是否有呼吸（breathing）　应在畅通呼吸道之后进行，此时方可明确判断呼吸是否存在。维持开放气道位置，用耳贴近患者口鼻，头部侧向患者胸部；眼睛观察患者胸腹部有无起伏，面部感觉患者呼吸道有无气体排出，耳听患者呼吸道有无气流通过的声音。观察时间至少5秒但不超过10秒。有呼吸者，注意气道是否通畅；无呼吸者，立即行人工呼吸。部分患者因呼吸道不通畅而产生窒息，以致心搏缓慢，排除导致呼吸道梗阻的因素，使呼吸道恢复通畅后呼吸恢复，此时心搏亦可恢复。

（4）判断是否有脉搏（circulation）　检查脉搏，观察微循环（具体操作方法详见第二章）。对没有呼吸、脉搏者，应立即进行心肺复苏。

（5）判断清醒程度（disability）　在抢救过程中，要随时检查患者的伤病程度，判断病情是否发生变化。清醒程度可分为以下几种情况：①完全清醒，患者眼睛能睁开，能正确回答急救者的问题。②对声音有反应，患者对急救者的大声问话有反应，能按指令动作。③对疼痛有反应，患者对急救者的问话没有反应，但对疼痛刺激有反应。④完全无反应，患者对任何刺激都没有反应。

（三）呼救

对于判定情况危急的患者，现场人员务必及时拨打急救电话，以确保专业的救护人员与救护车能够迅速抵达现场，展开有效的抢救工作（具体呼救的操作要求和规范详见第二章）。同时，呼救亦可获得旁观者的协助，完成以下工作：①维护现场环境的安全，如帮助指挥交通；②帮助疏散其他旁观者，确保患者的隐私受到保护；③协助处理伤情，必要时，现场急救人员可指导旁人施用直接压迫法对患者伤口的止血；④协助运送患者等其他工作。

在呼救的同时，针对以下几类患者，现场急救人员及时开展抢救工作。

（1）无呼吸无心跳　立即进行心肺复苏术，作30次按压后吹气2次，连续五个周期后再判断呼吸和脉搏。

（2）有呼吸无脉搏　以100～120次/分的频率作胸外心脏按压，1分钟后再判断呼吸和脉搏。

（3）无呼吸有脉搏　以12次/分的频率作人工呼吸，1分钟后再判断呼吸和脉搏。

（4）如无意识，但有呼吸和脉搏，确定患者无脊柱损伤时，然后再将患者放置成复原体位，以确保呼吸通畅。

（四）充分暴露（exposure）伤情和进一步掌握患者病史，等待救援

当危重患者情况平稳，或现场环境许可的情况下，应充分暴露患者的受伤部位，同时进一步检查其伤情并询问发生伤情的经历及病史。

（1）简单询问病史　病史可由清醒的患者、目击者或其他人员叙述。①主诉：患者自己的描述，昏迷者可由旁人代述。现场救人员要抓住疾病的主要表现，如疼痛、口渴、发热、发冷、恶心、麻痹、无力等，注意主要症状发生的时间，这有利于对病情程度的评估。②既往史：明确伤者既往或现在患有什么疾病，以便能准确判断病情。③从患者身上寻找能提示病史的线索，如药品或病历等。

（2）发现体征　在询问病史的同时，检查患者的头部、颈部、胸部、腹部、四肢和脊柱等，要通过视觉、听觉和嗅觉发现患者的阳性体征，如通过视觉可发现患者的肢体的变形、肿胀，嘴唇发绀、出血，皮肤上的针孔、皮下瘀血，不正常的胸部起伏、痛苦的表情、出汗、肌肉痉挛等；通过听觉可发现患者的呻吟、骨折的摩擦声、不正常的呼吸音等；通过嗅觉可发现酒精气味、丙酮气味、尿失禁等。这些发现对正确评估病情将发挥很大的作用。

（3）现场患者检伤分类，等待救援　重大事故现场常有大批患者等待救援，当现场急救人员不足时，应按照国际救助优先原则（简明检伤分类法）开展患者的救护工作。同时，为了维护患者的生命，利于伤病的后续治疗和恢复，在专业救援人员到来之前，将危重患者放置适当的体位，有利于随时检查、记录患者的清醒程度、呼吸和脉搏（详见第二章）。

第三节　急救人员的法律权益、职责与义务

一、急救人员的相关法律权益

每个人都有可能遇到突发状况，这时通常面临三种选择方式：一是等待公力救援，这种救援很难做到非常及时；二是亲友来救助，但很多时候无法第一时间联系到亲友；三是发生意外后身边的人能够提供帮助。见义勇为、见危施救是中华民族传统美德，鼓励具备急救能力的公民在院前医疗急救者到达前，按照急救操作规范对需要急救的患者实施紧急现场救助。

《中华人民共和国民法典》由中华人民共和国第十三届全国人民代表大会第三次会议于 2020 年 5 月 28 日通过，自 2021 年 1 月 1 日起施行，其第 184 条规定："因自愿实施紧急救助行为造成受助人损害的，救助人不承担民事责任。""紧急救助的责任豁免"这个条款填补了此前的法律空白，消除见义勇为者挺身而出时的顾虑，可以看作中国版的"好人法"，旨在鼓励任何人在任何时间、场所为有需要的人提供帮助和救治，从法律层面规范了这类行为，而无需担忧法律责任。

《中华人民共和国民法典》第 183 条规定："因保护他人民事权益使自己受到损害的，由侵权人承担民事责任，受益人可以给予适当补偿。没有侵权人、侵权人逃逸或者无力承担民事责任，受害人请求补偿的，受益人应当给予适当补偿。"这一规定明确界定了对见义勇为者合法权益的保护，例如，受益人突发心脏病摔倒被见义勇为者送到医院，受益人应该支付见义勇为者垫付的打车费。

二、急救人员的职责和义务

1. 患者隐私权及其保护策略　现场急救应当对被施救者的隐私权予以尊重并采取适当的保护举措。

（1）患者隐私权　患者的隐私权是指患者拥有保护自身的隐私部位、病史、身体缺陷、特殊经历、遭遇等隐私，不受任何形式的外来侵犯的权利。

急救所需的空间常不能预先准备，甚至很多情况下，即使准备好也无法安置到设置场所内进行，只能就地处置。因此厕所有可能被当成产房，马路可能是高处坠落者抢救现场，任何地方都可能成为实施心肺复苏术的诊疗空间。根据《2010 美国心脏协会心肺复苏及心血管急救指南》，现场尽快进行胸外有效按压及减少中间间隔时间，更加有利于患者复苏。急救中要求现场进行充分复苏，因此现场滞留时间明显加长，且对任何患者必须进行全身查体，尤其是对外伤者，必须检查其全身骨骼及大关节，必要时进行骨折固定方可转运，对开放性骨折患者常需剪开其衣物保护开放性伤口并固定。长时间的滞留可能引起群众围观甚至媒体采访拍摄。可能会有群众用私人设备进行拍摄，甚至在未经患者允许的情况下将其相关隐私上传至网络，对患者隐私造成损害。

（2）隐私保护策略

1）减少现场暴露时间：急救者应当第一时间判断是对患者进行现场救治，还是将其移到位置好的场地，以减少患者现场暴露时间。

2）现场场地控制设备：在急救现场可利用简易设备保护患者隐私，比如可用较大号的雨伞遮住患者头面部及相关隐私部位，不足之处是必须由专人负责此事。

3）加强隐私控制宣教：加强宣传教育，提高市民的隐私保护意识，减少急救现场的围观拍照及传播行为。

2. 紧急救助行为的构成要件　紧急救助时的责任豁免权是以紧急救助行为的三个构成要件为前提：一是施救者的紧急救助行为是自愿的，也就是通常所说的见义勇为、助人为乐的行为，而不是专业救助行为。二是救助发生在紧急情势之下，即受助人的人身健康等处于紧急情况需要立即获得救助。三是受助人所受损害与紧急救助行为之间具有因果关系。如果损害的发生是因紧急救助之前或之后的救助人行为造成的，则不能适用《中华人民共和国民法典》第 184 条的规定予以免责。

三、如何成为一位合格的急救人员

自觉参与急救知识和技能的学习，培育尽自身所能去及时主动帮助别人的意识，这是对一名合格急救人员的最低素养要求。成为一名优秀的急救者，需要在现场时做到"敢救、会救、能救"，以及具有扎实的急救与自救的相关知识、技能。参加正规的急救与自救课程学习，通过系统的理论学习及规范的技能培训，经考核认证为合格的，是成为一名合格急救者的正确途径。

第二章 现场急救与自救常用技术

现场急救的核心宗旨及深远意义在于确保患者安全、迅速地脱离险境。急救人员需迅速而准确地进行现场评估、紧急救治、护理、转运等工作，并在途中持续监控患者病情，确保其能够安全抵达医院。此举旨在挽救患者生命，降低其并发症和后遗症的发生概率，防止病情进一步恶化，降低死亡率，并为患者后续在医院接受抢救治疗争取更多的宝贵时间，创造有利条件。

第一节 急救现场的判断、评估与应对

急危重症患者的临床表现与慢性疾病存在显著差异，其病情往往发展迅猛，变化多端，严重者可能在极短时间内面临生命危险。因此，现场急救人员在面对患者时，必须具备清晰明确的思维逻辑，系统地掌握急救现场的判断和评估技巧，迅速识别出威胁患者生命的紧急状况，并采取恰当的紧急救助措施，最大程度地保障患者生命安全。

一、急救现场的判断与评估

无论是公共场所还是家庭，或是在情况复杂的突发事件现场，均可能存在一定的危险因素。因此，施救前，急救人员需细致地评估现场情况，在确保现场环境安全的前提下，做好自身防护措施，才可去判断患者的意识状态并确认患者是否存在呼吸和脉搏。从而决定是否应立即启动急救反应系统，并展开胸外心脏按压的紧急措施。

（一）现场可能存在的主要危险因素的评估

现场评估应该考虑是否存在以下危险因素：①交通事故中受损汽车是否会引发起火、爆炸或再次倾覆。②地震后，建筑物的倒塌及余震的发生，是否会引发次生灾害，如泥石流、海啸、洪水等。③火灾后，是否存在有毒气体、化学物质、腐蚀物质、放射性物质等的泄漏。④现场地面是否湿滑，以及有无磕绊的杂物或锐利的金属、玻璃等。⑤有无脱落的高压电线或其他带电物体。

（二）现场安全防护举措

做好急救现场的安全防护亦是进行安全施救的前提和保障。例如，急救人员抢救触电者时，首先要设法切断电源；在室外遭遇雷电天气时，要避开高压线和大树，而且不能使用手机；在道路遇到交通事故时，要及时关闭受损汽车的发动机，拉起手刹并在车

后安全的距离放置警示标志；在极端气温下进行室外救护时，要注意防暑或保温。

（三）施救人员个体防护措施

在应急救护现场，施救人员需做好个人防护及患者的保护，对可疑的呼吸道分泌物和血液或体液的直接接触传播，要采取有效的防护措施。①在处理患者伤口时，要戴医用乳胶手套或不透水塑料手套，也可用塑料袋罩住急救人员的双手，不用裸露的手去触摸伤患者伤口，以及其衣物、敷料上沾染的血液。②处理伤口后，要把所有的污染物和废弃物单独放置，统一收集并销毁。③急救人员在救护时如不慎有皮肤划伤，或有患者体液溅入其眼内，要立即彻底冲洗并尽快就医采取必要的免疫阻断措施。④处理伤口后，要用流动水和肥皂反复冲洗，搓洗双手。⑤在进行人工呼吸时，要使用呼吸面膜（呼吸面罩）或干净纱布覆盖患者口鼻。

二、生命体征的检查与评估

生命体征包括呼吸、脉搏、体温和血压四项主要指标，它们不仅受到大脑的精细调控，而且是机体内部活动的直接体现，是评估身心状态不可或缺的参考指标。在健康状态下，这些生命体征通常在一定范围内波动，彼此间存在微妙的内在联系。然而，一旦受到疾病的侵袭，这些体征的微小变化将变得异常敏感。急救人员通过细致地检查和评估患者生命体征，尤其是呼吸和脉搏的检查和评估，可为是否需进行现场胸外按压及按压效果提供指征。

（一）脉搏的检查与评估

1. 正常脉搏评估　在每个心动周期中，心脏收缩与舒张的循环作用致使动脉内部的压力和容积呈现周期性的变动，这一变动进而在动脉管壁引发规律性的振动，称为动脉脉搏，简称脉搏。脉率是指每分钟脉搏搏动的次数（频率）。在安静状态下，正常成年人的脉率范围界定为每分钟 60 ～ 100 次。通常而言，脉率与心率保持一致，两者在数值上是相同的。然而，脉率并非固定不变，它受到多种因素的影响而可能产生波动，见表 2–1。

表 2–1　不同年龄段人群脉率的正常范围与平均脉率对照表

年龄	性别	正常范围（次 / 分）	平均脉率（次 / 分）
出生至 1 个月	男 / 女	70 ～ 170	120
1 ～ 12 个月	男 / 女	80 ～ 160	120
1 ～ 3 岁	男 / 女	80 ～ 120	100
3 ～ 6 岁	男 / 女	75 ～ 115	100
6 ～ 12 岁	男 / 女	70 ～ 110	90
12 ～ 14 岁	男	65 ～ 105	85
	女	70 ～ 110	90

续表

年龄	性别	正常范围（次/分）	平均脉率（次/分）
14～16岁	男	60～100	80
	女	65～105	85
16～18岁	男	55～95	75
	女	60～100	80
18～65岁	男/女	60～100	72
65岁以上	男/女	70～100	75

2. 异常脉搏评估

（1）脉率异常 ①心动过速：指成人的脉搏频率超过每分钟100次。此现象常见于多种病理状态，包括发热、疼痛、心力衰竭及血容量不足等情况。通常情况下，体温的升高与脉搏频率之间存在一定的正相关性。具体而言，在成人中，体温每升高1℃，脉搏频率大约增加10次/分；而在儿童中，这一数值可能上升至15次/分。②心动过缓：指成人脉率少于60次/分，又称缓脉。常见于颅内压增高、房室传导阻滞、甲状腺功能减退症、低温、血钾过高等情况。生理性的缓脉多见于专业运动员群体。当脉率低于40次/分时，常见于完全性房室传导阻滞，应及时采取相应措施。

（2）节律异常 ①间歇脉：在一系列正常规则的脉搏中，出现一次提前而较弱的脉搏，其后有一较正常延长的间歇（代偿间歇）称为间歇脉。如每隔一个正常搏动后出现一次期前收，称为二联律；每隔两个正常搏动后出现一次期前收缩，称为三联律。间歇脉常见于正常人（过度疲劳、精神兴奋、体位改变时）及患有各种器质性心脏病患者。②脉搏短绌：在同一单位时间内脉率少于心率，称为脉搏短绌（简称绌脉），其特点为心律完全不规则、心率快慢不一、心音强弱不等。脉搏短绌常见于心房纤颤的患者。脉搏短绌的频率越高，表明心律失常的程度越严重。随着病情的改善，脉搏短绌现象可能会消失。

（3）强弱异常 ①洪脉：当心输出量增加，周围动脉阻力较小，动脉充盈度和脉压较大时，则脉搏强而大而称为洪脉。洪脉常见于高热、主动脉瓣关闭不全等。②丝脉：又称细脉，当心输出量减少时，伴随周围动脉阻力较大，导致动脉充盈度呈现下降趋势时，脉搏的表现会显得微弱且细小，触诊时感受如同细丝一般，此类脉搏现象被称为细脉。丝脉常见于心功能不全、大出血、休克、主动脉瓣狭窄等。③替脉：指节律正常而强弱交替出现的脉搏。替脉常见于高血压心脏病、急性心肌梗死、主动脉瓣关闭不全等，是左心衰竭的重要体征之一。④水冲脉：脉搏呈现骤起骤降的现象，其跳动急促且有力。水冲脉常见于主动脉瓣关闭不全、严重贫血等。⑤奇脉：指吸气时脉搏明显减弱或消失。奇脉常见于心包积液和缩窄性心包炎，是心脏压塞的重要体征之一。

（4）动脉壁异常 动脉硬化的典型特征表现为动脉壁质地变硬，弹性显著减退，形态上呈现出条索状改变。当病情进一步发展至严重阶段时，动脉将出现迂曲，甚至形成结节状病变。

3. 脉搏检查　现场急救人员需迅速检查患者的脉搏情况。对于成人和儿童，应触摸其颈动脉以判断脉搏（图 2-1）；对于婴儿，则应触摸其肱动脉（图 2-2）。在 5 ～ 10 秒的时间内，急救人员专注并准确地判断患者是否有脉搏。若确定患者无脉搏，则立即进行胸外心脏按压，以确保患者的生命安全。

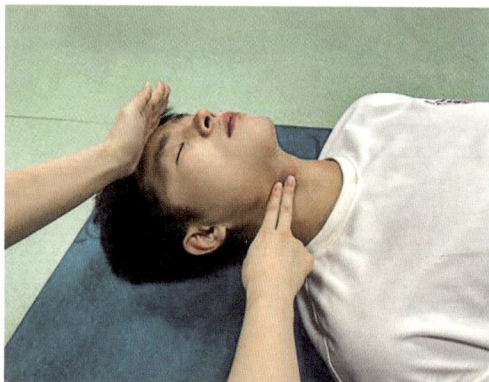

图 2-1　检查成人颈动脉

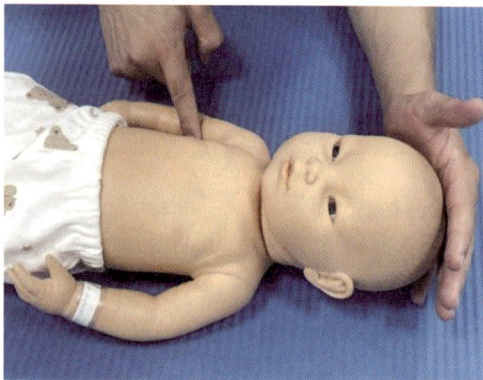

图 2-2　检查婴儿肱动脉

4. 注意事项　①不可用拇指诊脉，因为拇指小动脉的搏动较强，易与患者的脉搏相混淆。②在测量婴幼儿的体温和血压之前，应先测量其脉搏，以防止哭闹导致脉率升高。

（二）呼吸的检查与评估

1. 正常呼吸的评估　正常成人安静状态下呼吸频率为 16 ～ 20 次 / 分，节律规则，呼吸运动均匀无声且不费力。呼吸与脉搏的比例为 1 : 4。男性及儿童以腹式呼吸为主，女性以胸式呼吸为主。呼吸的全过程由三个紧密相关且相互作用的环节共同构成，包括外呼吸（肺通气、肺换气）、气体运输、内呼吸。

2. 异常呼吸的评估

（1）频率异常　①呼吸过速：又称气促，指呼吸频率超过 24 次 / 分。呼吸过速见于发热疼痛、甲状腺功能亢进症等。一般体温每升高 1℃，呼吸频率增加 3 ～ 4 次 / 分。②呼吸过缓：指呼吸频率低于 12 次 / 分。呼吸过缓见于颅内压增高、巴比妥类药物中毒等。

（2）深度异常　①深度呼吸：又称库斯莫尔呼吸，指一种深而规则的大呼吸。深度呼吸常见于糖尿病酮症酸中毒和尿毒症酸中毒等。②浅快呼吸：是一种浅表而不规则的呼吸，有时呈叹息样。浅快呼吸常见于呼吸肌麻痹、某些肺与胸膜疾病，也可见于濒死的患者。

（3）节律异常　①潮式呼吸：是一种呼吸由浅慢逐渐变为深快，然后再由深快转为浅慢，在呼吸暂停（5 ～ 20 秒）后，又开始重复以上过程的周期性变化。潮式呼吸的周期可长达 30 秒至 2 分钟。潮式呼吸多见于中枢神经系统疾病，如脑炎、脑膜炎、颅内压增高及巴比妥类药物中毒。②间断呼吸：又称比奥呼吸。表现为规律呼吸几次后，突然停止呼吸，间隔一个短时间后又开始呼吸，如此反复交替。即呼吸和呼吸暂停现象交替出现，其发生机制与潮式呼吸相似，但相比之下，其严重程度更为加剧。间断呼吸预后通常不良，常在临终前发生。

（4）声音异常 ①蝉鸣样呼吸：表现为吸气时产生一种极高的似蝉鸣样音响，蝉鸣样呼吸常见于喉头水肿、喉头异物等。②鼾声呼吸：表现为呼吸时发出一种粗大的鼾声，此情况系由气管或支气管内部积聚了过多的分泌物所致。鼾声呼吸多见于昏迷患者。

（5）形态异常 ①胸式呼吸减弱，腹式呼吸增强：见于肺、胸膜或胸壁的疾病，如肺炎、胸膜炎、肋骨骨折、肋间神经痛等产生剧烈的疼痛的患者。②腹式呼吸减弱，胸式呼吸增强：正常男性及儿童以腹式呼吸为主。此种情况多见于腹膜炎、大量腹水、肝脾极度肿大，腹腔内巨大肿瘤的患者。

（6）呼吸困难 患者主观上体验为呼吸不畅，表现为呼吸困难，可能出现嘴唇发紫、鼻翼扇动、端坐呼吸等症状，呼吸辅助肌参与呼吸过程，导致呼吸频率、深度和节律出现异常。在临床上，呼吸困难可划分为三种类型：①吸气性呼吸困难，其特点是吸气显著困难，吸气时间延长，有明显的"三凹征"（吸气时胸骨上窝、锁骨上窝、肋间隙出现凹陷）。吸气性呼吸困难见于气管阻塞、气管异物、喉头水肿等。②呼气性呼吸困难，其特点是呼气费力，呼气时间延长。呼气性呼吸困难见于支气管哮喘、阻塞性肺气肿。③混合性呼吸困难，其特点是吸气、呼气均感费力，呼吸频率增加。混合性呼吸困难见于重症肺炎、广泛性肺纤维化、大面积肺不张、大量胸腔积液等。

3. 呼吸检查 急救人员将手掌置于患者诊脉区域，模拟诊脉动作，同时目光投向患者胸部或腹部，以观察其呼吸起伏。观察呼吸频率（一起一伏为一次呼吸）、深度、节律、音响、形态及有无呼吸困难。正常呼吸测 30 秒所得次数乘以 2，即为每分钟呼吸次数。异常呼吸患者或婴儿应测 1 分钟。

4. 注意事项 ①测量呼吸前不必解释，呼吸受意识控制，确保患者在测量过程中不察觉，以免紧张，影响测量的准确性。②危重患者呼吸微弱，可用少许棉花置于患者鼻孔前，细致观察并记录棉花被吹动的次数，计时应 1 分钟。

三、正确呼救

紧急呼救，作为关键的求救方式，其根本宗旨在于迅速而有效地获得必要的援助。这一需求体现在两个主要方面：首先，事故现场向周围公众发出紧急呼救信号，期望得到及时响应和协作支持，共同应对突发的危机；其次，向专业的医疗机构发出紧急求救请求，目的是召唤具有专业技能的医疗团队，提供必要的医疗援助。无论处于何种紧急情况，紧急呼救都是应对紧急事态、保障生命安全不可或缺的重要手段。

1. 现场呼救 一旦发现危重患者急需援助，应毫不犹豫地高声向周围的群众发出求救信号。特别是在面对心跳呼吸骤停的患者时，呼救更是至关重要，例如，通过呼救能够有望在人群中指定专人向急救机构进行电话呼救，同时寻找到自动体外除颤仪

（AED），这将极大提高对心跳呼吸骤停患者进行抢救的成功率，从而为生命赢得更多的机会。

2. 呼救专业救援　　现场专人拨打急救电话，如"120"是医疗急救中心的电话，其设立的初衷是为了能快速响应突发事件紧急情况的呼救。因此，若非真正面临紧急情况，例如，仅是一般医疗咨询或其他非紧急事宜，请避免拨打"120"，以免占用宝贵的急救资源。

（一）日常呼救要求

1. 当拨打"120"急救电话时，首要任务是明确告知患者的身份，包括患者的姓名、性别及年龄，必须确保信息的准确性。

2. 请使用普通话或所在地区的通用语言，以简练、清晰、准确的方式描述现场最紧迫的病情或受伤状况。务必详细说明受伤的部位、事故发生的时间、具体过程、当前的症状及患者的既往病史和用药情况。

3. 详细描述患者所在的地址，包括街道、小区的标准名称、门牌号或楼号、单元及房间号。若是在路途中发生意外，还需告知街道名称、所在道路的起点与终点名称、立交桥的具体位置、车辆行驶方向及行驶里程等详细地理信息，以便急救人员能迅速找到。

4. 在呼救结束时，请务必留下一个有效的电话号码，这样调度指挥人员和急救医务人员才能保持顺畅的联系，避免使用停机或无效号码进行呼救，以免延误宝贵的救援时间。

（二）灾害呼救要求

1. 除了满足"日常呼救要求"，灾害呼救还应详尽地描述灾害或突发事件的性质，以及受伤或遇难患者的总体数量。

2. 必须实时且动态地向急救中心调度员报告现场状况的最新进展，包括新出现的变化和潜在风险。通过精确的描述和及时的反馈，为急需救援的生命争取到至关重要的时间。

（三）与急救人员联系要求

1. 在急救人员接收到紧急出诊指令后，需要与求助者进行详尽的沟通，以确定一个便于迎接救护车的地点。为了确保救护车能够迅速定位该地点，建议选择一个具有显著地标、便利设施或特色建筑的区域。如果求助地点位于住宅区、居民大院或单位内部，求助者最好能够提前在住宅区、居民大院或单位的入口处等待，以便为救护车提供明确的指引。如果求助者能够主动提供简洁明了的行车路线信息，将有助于救护车更快、更准确地到达目的地。

2. 对于危重患者的处理，需特别留意，在急救人员到来之前，应尽量避免不必要的搬动，以防对患者的病情造成不良影响。

3. 呼救者一旦到达与急救人员约定的地点后，应立即与救援中心保持联系，避免擅自离开。当救护车抵达时，呼救者需主动挥手示意，以确保救护车能够迅速且准确地停在伤病员所在的位置，以免发生延误。

（四）呼救电话注意事项

1. 在拨打"120"急救电话时，如遇急救中心通话繁忙，切勿急于挂断。请依照电话语音提示，耐心等候，以确保信息得以有效传达。

2. 若在公共场合发现身份不明且无人照料的患者，应同时拨打急救电话和报警电话，请求警方协助，以保障患者得到及时而恰当的照护。

3. 幼童在突发急症时，如救护车无法及时到达现场，此时，家长或监护人可携带幼童自行驾车前往医院，但必须确保安全驾驶。

4. 作为求助者，在拨打紧急救援电话时，必须保持冷静与镇定。除了提供确切的地址信息，还应精确且清晰地陈述患者的具体状况。调度员将依据所获取的信息来决定派遣哪一专科的医生，并确保医生携带适当的医疗设备，这对于及时且有效地进行现场救治至关重要。同时，也请提供详尽的地址和联系方式，以便救援人员能够迅速定位。

5. "120"急救电话是生命救治的关键途径，任何人不得无故占用、谎报或恶意骚扰该电话。任何违规行为都将受到法律的严肃处理。

四、急救现场的检伤分类和体位

发生重大事故时，如现场当急救人员不足而又面对大批伤病员等待救援时，应用简明检伤分类法区分伤病员的轻重缓急，按照伤病员的紧急程度进行救助，可使危重而有救治希望的伤病员得到优先处理。对伤病员采用适当、正确的姿势和体位可以防止其受到二次伤害或减少对后续预后康复的影响，利于对其生命的维护。

（一）简明检伤分类法

检伤分类应由经过培训的急救人员施行，通过对伤病员初步的检查、评估进行筛选并以醒目的四色标识卡进行标识，见表2-2。现场急救人员或后续医务人员可依据标识卡引导救治或转运顺序。

现场伤病员分4类：①危重伤病员（红色标志）。多脏器损伤、多处骨折或广泛的软组织损伤，生命体征出现紊乱者，是现场抢救运送的重点。如开放性气胸、颅脑损伤、大面积烧伤等。②中度伤病员（黄色标志）。损伤部位局限，生命体征平稳，但失去自救和互救能力，是仅次于红色标志需救治者，如单纯性四肢骨折。③轻伤病员（绿色标志）。损伤轻微，伤口表浅，生命体征正常，具有自救和互救能力者，可在处理完红、黄标志伤病员后再处理。如软组织挫伤、擦伤等。④濒死伤病员（黑色标志）。脑、心、肺等重要脏器严重受损，意识完全丧失，呼吸、心跳停止的伤病员。

表 2-2　简明检伤分类表

病情程度	标识卡	优先级别	伤情判断
危重	红色	第一 （即刻优先）	呼吸频率＞30次／分或＜6次／分；有脉搏搏动，毛细血管充盈时间＞2秒；有意识或无意识。
重	黄色	第二 （紧急优先）	呼吸频率＜30次／分或＞6次／分；有脉搏搏动，毛细血管充盈时间＜2秒；能正确回答问题，按指令动作。
轻	绿色	第三 （延期优先）	可自行走动。
致命	黑色	死亡	无意识、无呼吸、无脉搏。

注意：现场对伤病员进行初次检伤分类后，同时要依据现场情况变化关注伤病员的病情进展，对伤病员进行动态检查，必要时再评估、再标识。

（二）伤病员体位

为确保伤病员的生命安全，利于后续治疗和恢复，在现场帮助危重伤病员采取适当的体位是必要的。伤病员体位分以下四种。

1. 心肺复苏体位（俯卧转仰卧体位） 当伤病员处于俯卧位且意识不清时，对其进行心肺复苏前必须采取的体位。施救者跪在患者的一侧，将其双上肢伸直向头部方向，同时将对侧的小腿置于同侧小腿之上，形成交叉。随后，施救者使用一只手托住患者的头颈后部，另一只手置于其对侧腋下，使伤病员的身体缓慢翻转向施救者一侧。在将患者成功置于仰卧位后，应将患者的双上肢放置于身体两侧。操作流程见图2-3（图示操作顺序为从左到右，从上到下）。

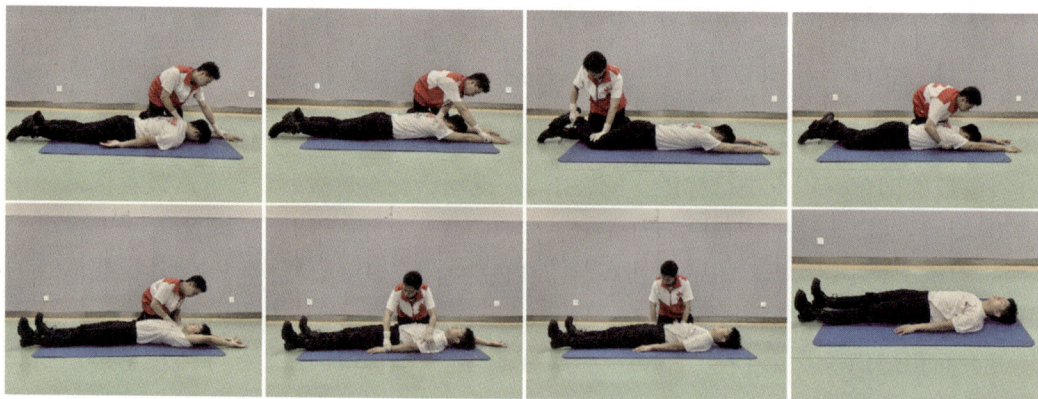

图 2-3　心肺复苏体位

2. 复原体位（恢复体位） 当伤病员意识不清，但呼吸正常，而且排除有脊柱损伤的伤病员，采取此种体位可防止其舌根后坠，便于伤病员呕吐。施救者跪在伤病员的一侧，将其同侧的上肢外展，肘部弯曲成直角，置于其头外侧。施救者将伤病员对侧的上肢屈曲放在其胸前，手置于其同侧肩部。再将其对侧膝部弯曲，脚掌平放于地面。施救者用一只手拉住伤病员对侧肩部，用另一只手拉住其弯曲的膝部，使其翻转成侧卧位。然后，调整伤病员的头部，将其稍微后仰，并使其面部枕于手背上，保持气道通畅。调整伤病员的下肢，使其髋关节和膝关节弯曲置于伸直腿的前方，保持复原体位的稳定。操作流程见图 2-4（图示操作顺序同前）。

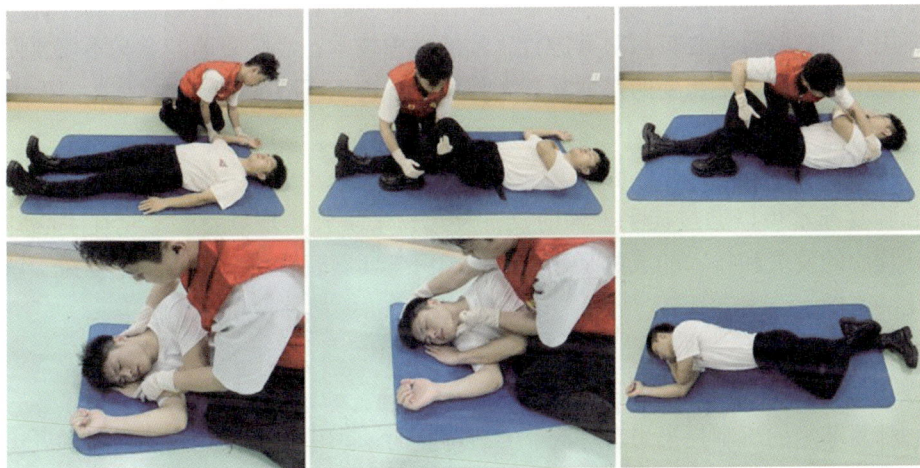

图 2-4　复原体位

3. 改良复原体位（考虑有颈椎损伤的体位）　当怀疑伤病员有脊柱或颈椎损伤时，为保证其气道通畅，避免对其造成二次损伤而采取的体位。施救者跪在伤病员一侧，将其对侧的上肢向上伸直，再将其同侧的上肢放在其胸前。然后，施救者弯曲伤病员同侧的膝部，再用一只手承托伤病员的头颈部，用另一只手推伤病员的膝部，使其翻转成侧卧位。施救者一只手继续保护伤病员的头颈部，并使其一侧面部枕于伸直的上臂上，屈曲的下肢置于伸直腿的前方，保持其脊柱成一条直线。操作流程见图 2-5（图示操作顺序同前）。

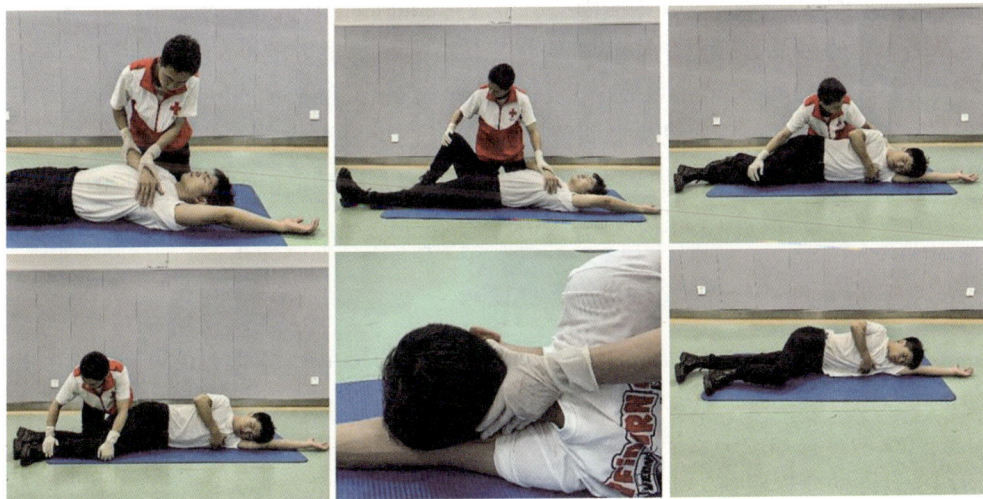

图 2-5　改良复原体位

4. 孕妇体位 伤病员如果是孕妇，首选左侧卧的复原体位或改良复原体位。

第二节　心肺复苏

心肺复苏（cardiopulmonary resuscitation，CPR）是指当患者呼吸暂停和心跳停止时，联合使用人工呼吸及胸外按压对其进行急救的一种技术。心肺复苏的意义不仅要使患者心肺功能得以恢复，更重要的是恢复其大脑功能，避免或减少"植物状态"的发生。

一、概述

心肺复苏术可以通过徒手、辅助设备及药物来实施，现场急救常见徒手心肺复苏术。其理念的发展和技术的成熟是建立在人类医学实践过程中，对自身生物医学认知不断深化的基础上。

（一）心肺复苏术理念的建立与发展

心肺复苏术的机制是当患者呼吸、心跳停止时，利用胸外按压形成暂时的人工循环并恢复其心脏自主搏动和血液循环，同时使用人工呼吸代替自主呼吸以恢复患者的自主呼吸，最终达到促进患者苏醒和挽救其生命的目的，是针对心搏骤停的患者所采取的一种抢救措施。我国东汉医圣张仲景在《金匮要略》中记载的"救自缢死方"，其内容涵盖了现代心肺复苏术的基本内容，是迄今为止世界上较早关于胸外心脏按压等复苏抢救的详细记载。

现代心肺复苏的方法是在 20 世纪 50 年代逐步发展起来的。1956 年德国医生 Zoll 首次成功应用体外电除颤技术挽救了心搏骤停患者的生命；1958 年 Balassa 和 Peter 医生先后报道了胸外按压和口对口人工呼吸的方法；1960 年，Kouwenhoven 医生将胸外按压、口对口人工呼吸与体外电除颤结合，成功抢救了 20 例心脏骤停的患者，被誉为现代心肺复苏的里程碑。1974 年美国心脏协会（american heart association，AHA）制定了国际第一个心肺复苏指南，对心肺复苏的发展起到了重大的推动作用。2000 年国际复苏联络委员会（international Liasion committen on resuscitation，ILCOR）和 AHA 发表了第一个《心肺复苏与心血管急救指南》（简称《CPR 与 ECC 指南》）被世界各国认可和积极推荐。之后美国心脏协会每隔 5 年对指南进行修订和完善。我国于 2016 年根据国外指南制定了符合我国实际情况的《2016 中国心肺复苏专家共识》。

（二）急救医疗服务系统与"生存链"

急救医疗服务系统（emergency medical service system，EMSS）是集院前急救、院内急诊科救护、重症监护室救护和各专科的"绿色生命通道"于一体的急救网络。院前急救负责现场急救和途中救护，急诊科救护和重症监护室救护等负责院内救护。EMSS 既适用于日常的急诊医疗，也适用于大型灾害和意外事故的急救。EMSS 强调急救的即刻性、连续性、层次性和系统性。近年来，急救医疗服务体系迅速发展，日益被各级医疗卫生机构及大众所关注，建立一个组织结构严密、行动迅速，并能实施有效救治的医疗组织以提供快速的、合理的、及时有效的处理，并将患者安全地转送到医院，使其在医院进一步得到有效的救治，成为急救医疗服务系统的主要目标。

1992 年 10 月 AHA 提出"生存链"（chain of survival）的概念。成人生存链（adult chain of survival）是指对突然发生心搏骤停的成人患者所采取的一系列规律有序的步骤和规范有效的救护措施，将这些抢救环节以环链形式连接起来，就构成了一个挽救生命的"生命链"。生存链中各个环节必须环环相扣，任何一个环节中断，都可能影响患者的预后。

《2020 AHA 心肺复苏与心血管急救指南更新》提出成人生存链包括院内心脏骤停（in-hospital cardiac arrest IHCA）生存链和院外心脏骤停（out-of-hospital cardiac arrest OHCA）生存链，见图 2-6。现场急救主要涉及院外心搏骤停生存链，包括六个环节：①启动急救反应系统。②及时高质量 CPR。③除颤。④高级心肺复苏。⑤心搏骤停恢复自主循环后治疗。⑥康复。对于现场应急救护而言，①②③非常重要和关键，未经培训的现场人员可以在专业人员电话的指导下直接做单纯胸外按压；受过急救培训的救护员可以使用 AED 在现场实施电除颤；后三个环节由专业的医务人员实施。

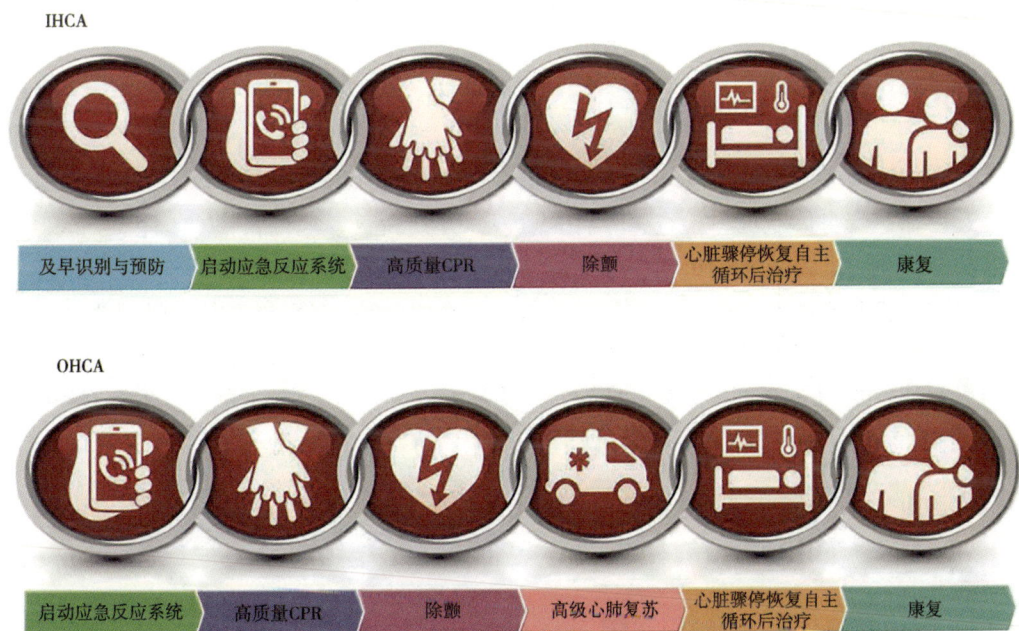

图 2-6 成人院内和院外心脏骤停生存链

（三）基础生命支持（basic life support，BLS）

心肺复苏过程包括三个阶段：基础生命支持、高级心血管生命支持及心搏骤停后的综合治疗。高级心血管生命支持与心搏骤停后的综合治疗需由专业医务人员在院内执行，而基础生命支持则可由现场的非专业人员进行。基础生命支持，又称初级心肺复苏，涉及使用徒手或辅助设备以维持心搏骤停患者的循环与呼吸，包括评估心跳与呼吸状态、请求紧急医疗服务支持、执行基础的循环与呼吸支持及电除颤等措施。其操作流程遵循 C→A→B 的顺序，即胸外按压（circulation，C）、开放气道（airway，A）、人工通气（breathing，B）；在条件允许的情况下，还应考虑 D 步骤，即除颤（defibrillation，D）。然而，对于溺水者的 CPR 操作顺序应调整为 A→B→C，即首先开放气道（airway，A），随后进行人工通气（breathing，B），最后执行胸外按压（circulation，C）。

综上所述，在院外现场急救中，精确而迅速的心肺复苏操作，以及自动体外除颤器的及时应用至关重要。

二、成人和儿童心肺复苏术

心搏骤停是指心脏因各种原因突然停止射血功能，例如，心脏病突发、遭遇溺水或电击、严重失血等意外事件导致的呼吸及心搏骤停。心搏骤停通常为突发状况，若未及时采取措施，患者可能面临死亡风险，尤其是在院外发生时能否立即对患者进行正确的现场心肺复苏是救治成功的关键因素。院外现场急救常用的是徒手心肺复苏方法，适用于多种原因引起的心搏骤停。如若现场遇到患者具有胸壁开放性损伤、肋骨骨折、胸廓畸形或心脏压塞等特殊情况时，可考虑不进行复苏操作。

（一）成人徒手心肺复苏术操作方法

1. 评估环境 确保周围环境安全，若不安全则迅速转移并就近施救。

2. 评估患者身体状况 检查患者有无意识，并判断患者呼吸和脉搏（注意判断呼吸和脉搏时间至少 5 秒但不超过 10 秒），启动急救医疗服务系统（EMSS）。

（1）检查患者有无意识 轻拍患者双肩，并大声呼唤："您还好吗"，见图 2-7。

（2）判断呼吸 施救者贴近患者面部，感受其呼吸气息并扫视患者胸部，观察其胸廓有无起伏，见图 2-8。患者无呼吸或仅是濒死叹息样呼吸，被认为是心搏骤停的标志之一。

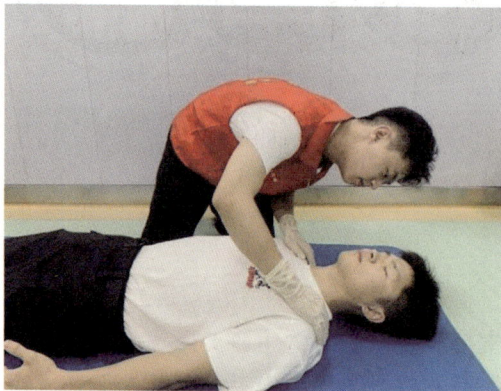

图 2-7　判断成人意识

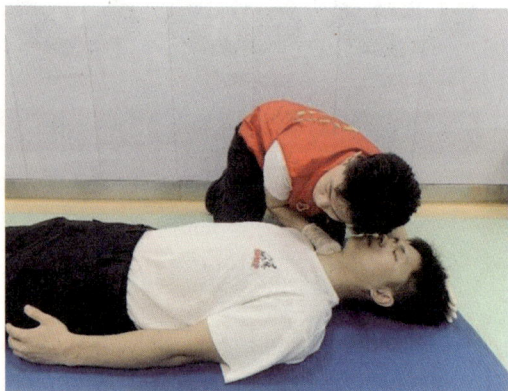

图 2-8　判断呼吸

（3）判断脉搏　使用两根手指（通常为食指和中指的指尖并齐）从患者气管正中部位（图2-9左）向旁侧滑移约2cm（通常朝向施救者一侧），直至触及气管与胸锁乳突肌之间的凹陷处，以感知颈动脉的搏动（图2-9右）。自2000年以来，AHA在《心肺复苏及心血管急救指南》中指出对于非专业急救人员，在进行心肺复苏前检查颈动脉搏动不再是必要的判断步骤。

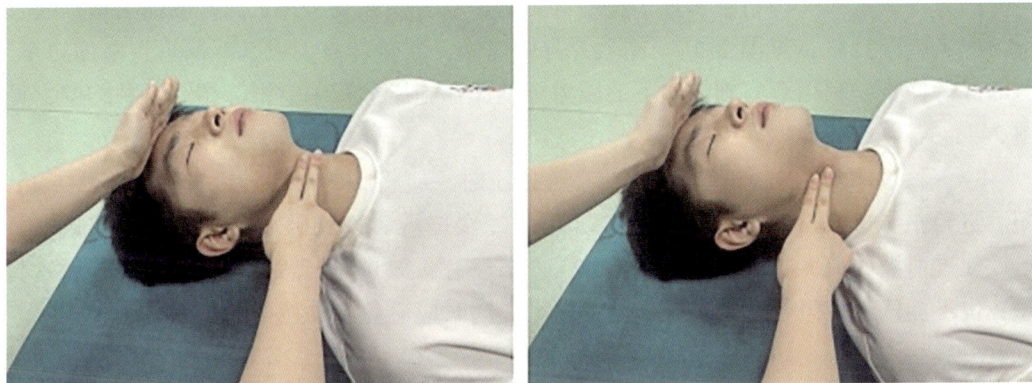

图2-9　判断脉搏

在实际操作中，患者倒地时可能呈现俯卧、侧卧或仰卧姿势。然而，在检查患者呼吸和脉搏或进行心肺复苏时，必须将其安置于仰卧位。因此，可能需要将患者的体位调整至适合复苏的位置。若患者疑似颈椎受伤，在翻转其身体时，必须确保头颈背部沿轴线转动，以避免其脊髓损伤。在将患者调整至复苏体位后，现场急救人员应位于患者右侧，且靠近其胸部的位置（具体操作详见第二章第一节伤病员体位）。

（4）启动紧急医疗响应系统（EMSS）　在院外环境中，若发现成年患者失去意识且无呼吸和心跳的迹象，当现场仅有施救者一个人时，应大声呼救以吸引周围人员的注意，以便及时共同参与救援行动。同时，立即拨打"120"求助专业的急救人员，在场的急救人员可寻求他人让其迅速寻找AED并带至现场。若患者因溺水或其他窒息原因导致心搏骤停，应在立即执行约2分钟的心肺复苏后，再进行电话求助；若此时现场不止有一人，则由一人负责拨打电话，其余人员立即开始进行心肺复苏。拨打电话者需保持镇定，清晰回答以下问题：①事故发生的具体位置；②联系电话号码；③事故类型，如遭遇交通事故或心脏病发作等；④需要急救的人员数量及患者的基本状况；⑤已经采取的急救措施，如正在进行心肺复苏等。

3. 胸外心脏按压　有效的胸外心脏按压能够产生60～80mmHg的收缩期峰值压力。通过提升胸腔内压力或直接压迫心脏，可以促进血液流动。胸外按压的作用在于推动血液流向肺部，并配合恰当的呼吸动作，实现血液中的氧气与二氧化碳的交换，从而为大脑及其他关键器官提供必要的氧气供应。现场人员若判断患者无呼吸和无心跳情况下，已接受心肺复苏培训的人员应立即执行高质量的心肺复苏术；未接受过培训的人员，在紧急医疗响应系统（EMSS）接线员的电话指导下，也应尽快开始现场徒手心肺复苏。胸外按压按照每30次按压配合2次人工呼吸的比例进行操作，要点如下。

（1）按压体位　按压前让患者仰卧在坚实的物体上，头部与躯干处在一个平面。如患者卧于软床或沙发等软平面上，则应将其移动到地面或在其背部垫上硬木板，施救者或站立或跪于患者一侧进行胸外按压操作。

（2）确定按压部位　左手掌根部置于患者胸前胸骨下段（通常为胸骨中下段或两乳头连线的中点处）。

（3）按压技巧　将右手掌置于左手背之上，双手相互交叉并紧握，确保手指抬起且不与患者胸壁接触，见图2-10。施救者身体前倾，双臂伸直，以掌根部垂直施加力量，肘部保持伸直，利用双肩施加向下的压力，确保在施压过程中掌根部始终紧贴胸壁，见图2-11。

（4）按压深度　对患者进行胸外心脏按压时，应将胸骨下压深度控制为5～6cm，随后进行放松，按压与放松的时间为1:1。每次按压后待胸廓完全回弹可产生胸内负压，促进血液回流入心，增加心脏的血流。需注意，放松时施救者双手不能离开患者胸壁，也不能依靠在患者胸壁上施加任何压力，同时应避免胸外按压的中断。

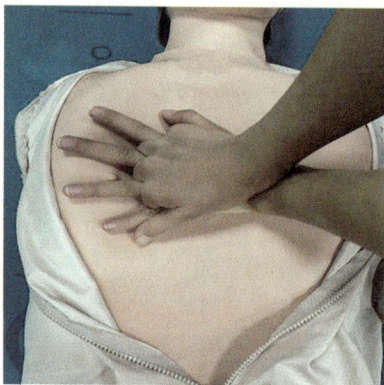

图2-10　成人胸外按压正确手法

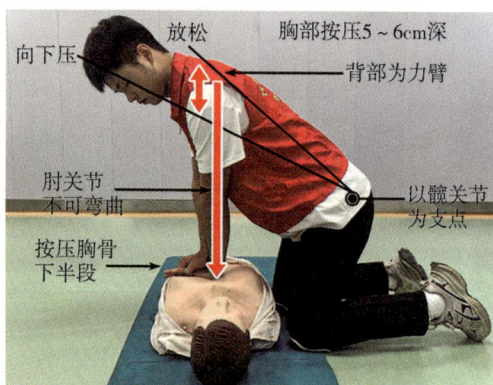

图2-11　成人胸外按压姿势

（5）按压频率　每分钟100～120次。

4. 开放气道　在患者失去意识的情况下，舌根后坠可能导致呼吸道阻塞。在执行胸外心脏按压的过程中，患者也可能会发生呕吐，因此必须清除其口腔内的异物，如呕吐物、痰液、血液等，以确保其气道畅通。清除异物的方式为施救者双手支撑患者的头部，使其头部偏向一侧，以便于液体或异物自然流出。同时，施救者可以使用纱布或手帕包裹住手指从口腔中清除异物，如若患者佩戴义齿，应取出，以防止其脱落，误入气道引起窒息。

开放气道的操作方法可分为仰头抬颏法和托颌法。若怀疑患者头部或颈部有损伤，应优先考虑使用托颌法，以减少颈部和脊椎的移动。

（1）仰头举颏法　施救者将一只手掌小鱼际（小拇指侧）置于患者的前额，下压使其头部后仰，另一只手的食指和中指置于靠近颏部的颌骨下方，将颏部向前抬起，帮助其头部后仰，开放气道，见图2-12。必要时拇指可轻牵患者下唇，使其口微微张开。

（2）托颌法　患者平卧，施救者位于患者头顶上方侧，双肘位于其背部同一水平上，用双手从两侧托举患者的下颌，使其头部后仰、下颌骨前移，两手拇指可将其下唇往下推，使患者口腔打开，以开放气道。此法适用于颈部有外伤者，以下颌上提为主。不能将伤病员头部左右转动。本法实施难度较大，故仅对疑似颈椎部有损伤的伤病员使用，见图 2-13。

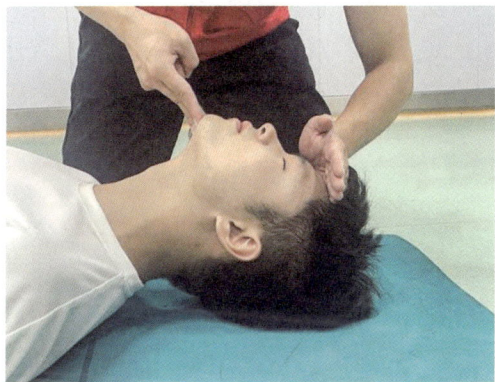

图 2-12 仰头举颏法

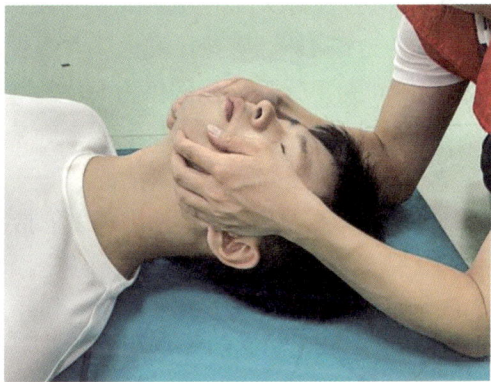

图 2-13 托颌法

在施行以上两种方法时，应注意手指不要压迫患者颈前部，防止压迫气管；动作要轻，上抬颈部时不要过度伸展，以防用力过猛，损伤患者颈椎；儿童颈部易弯曲，过度抬颈反会使气管闭塞，因此对儿童不可过度抬颈。

5. 人工呼吸

（1）口对口人工呼吸 施救者需以一只手按压患者前额，使患者头部后仰，同时用该手的拇指与食指封闭患者的鼻孔；另一手的食指与拇指则用于提起患者的下颌，确保气道畅通无阻。随后，施救者应以口唇紧密覆盖患者口唇，并平稳地向内吹气，见图 2-14。

若吹气操作得当，患者胸部将呈现膨胀的状态，并在气体排出时随之降低。完成吹气后，应将口唇分离，并松开捏住患者鼻子的手指，以便气体得以排出。同时，

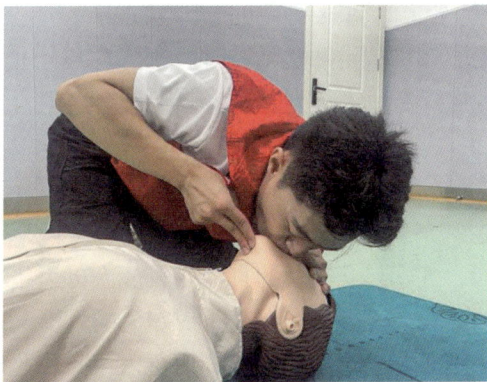

图 2-14 口对口人工呼吸

施救者应转向一侧呼吸新鲜空气，以便进行下一轮吹气。对成人而言，口对口人工呼吸的适宜频率为每分钟 8～12 次，每次吹气应持续约 1 秒钟。

（2）口对鼻人工呼吸法 该方法适用于因牙关紧闭、口唇受伤或溺水等原因无法进行口对口人工呼吸的患者。在进行口对鼻人工呼吸时，施救者应将一只手置于患者前额并施加向后的压力，同时用另一只手抬起患者的下颌，确保其口唇闭合。随后，用嘴完全覆盖患者的鼻孔，进行吹气，之后将嘴移开，让气体自然排出。

（3）口对气管窦道（导管）人工呼吸 对于长期气管切开、留有置管或窦道的患

者，可采用此法进行呼吸支持。

在进行人工呼吸时，建议使用面罩或防护膜进行隔离。若条件不允许，施救者可仅选择进行胸外心脏按压。此外，施救者应及时记录心肺复苏的开始时间及持续时间，在专业急救人员到来时，可向其提供相关施救的信息。

6. 胸外按压和人工呼吸的比例　AHA《心肺复苏及心血管急救指南》指出，单人复苏时，成人胸外心脏按压和人工呼吸的比例为 30∶2；若双人心肺复苏时，成人胸外心脏按压和人工呼吸的比例仍为 30∶2。同时，在持续完成五个循环或 2 分钟施救后应对患者进行评估。

7. 有效和终止心肺复苏术指征

（1）心肺复苏有效指征　出现以下指征时，提示心肺复苏有效。

1）颈动脉搏动恢复正常：有效按压可触及一次心脏搏动，若停止按压后心脏搏动停止，则表明应继续进行胸外按压。如停止胸外按压后，心脏搏动继续存在，说明伤病员自主心率已恢复，可停止按压。

2）面色（口唇）红润：复苏有效时，面色由发绀转为红润；若面色转为灰白，则说明复苏无效。

3）其他：复苏有效时，可出现自主呼吸，瞳孔由大变小并出现对光反射，甚至有眼球活动等。

（2）终止心肺复苏的指征　心肺复苏过程中出现以下情况之一，可以终止：①现场环境危险，将会威胁现场人员安全（如雪崩、山洪暴发）。②患者呼吸和循环已有效恢复。③给予积极有效的心肺复苏并持续足够时间后，患者仍无心搏与自主呼吸，现场又无进一步救治和送治条件，可考虑终止复苏。④ EMSS 人员接手或其他人员接替抢救。⑤医疗专业人员判定患者已无生存迹象，且无进一步治疗的指征。

（二）儿童徒手心肺复苏术操作方法

介于 1 岁至 12 岁年龄段的儿童个体，其咽部相较于成人而言更为狭窄且呈垂直走向，气管与支气管的直径亦较成人更为狭小，该年龄段的儿童的舌体在口腔中所占空间相对较大。因此，在其意识丧失的情况下，由于肌肉张力减弱，舌根后坠，容易遭遇呼吸道阻塞和缺氧的风险。面对该年龄段儿童发生心搏骤停的紧急情况，迅速执行心肺复苏术显得尤为关键。具体操作方法如下。

1. 评估环境　明确环境安全并做好自我防护。

2. 评估患儿　轻拍重唤患儿并判断其有无呼吸和意识（同成人徒手心肺复苏），确定患儿无意识、无呼吸或者有呼吸异常时，应先进行 2 分钟的 CPR（在此时间段内，完成五个轮次的胸外心脏按压和人工呼吸，比例为 30∶2，称为五轮心肺复苏循环），五轮心肺复苏循环后立即评估复苏效果。呼救 EMSS，根据患儿情况考虑是否需继续对其进行 CPR。

3. 胸外心脏按压　被救者取仰卧位，平躺至坚硬的平面上，施救者按压患儿胸骨下 1/2 处，根据患儿体型，选择采用单掌（图 2-15）或者双掌按压（同成人），频率

100～120次/分，按压幅度至少为胸廓前后径的1/3，深约5cm，按压后应保证胸廓完全复位。

4. 开放气道 采用仰头举颏法开放气道，让被施救者的下颌角与耳垂连线与水平面呈60°。观察被救者口腔内是否有异物，如有异物进行清除。

5. 人工呼吸 可采用口对口人工呼吸，每次通气时间为1秒，见胸廓起伏为有效通气，但应注意避免过度通气。单人施救时，按压/通气比例为30∶2；双人施救时，按压/通气比例为15∶2。

6. 有效和终止抢救指征 参照成人。

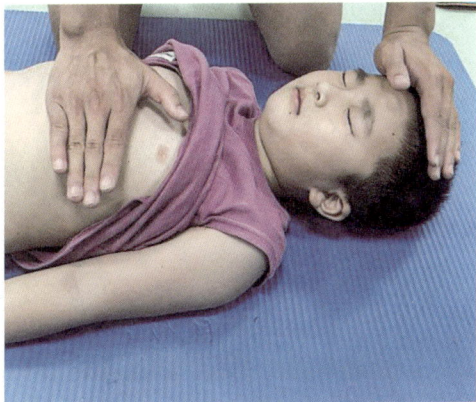

图2-15 儿童单掌按压法

三、婴儿心肺复苏术

鉴于婴儿解剖结构的特殊性，对其进行心肺复苏时的操作方法与成人及儿童存在些许差异。具体操作方法如下。

1. 评估环境 明确环境安全并已做好自我防护。

2. 评估患者 鉴于婴儿尚无语言表达能力，通常是借助哭声来传达情绪和需求，因此，判断婴儿是否具有意识，采取的方法为轻拍其足底或足跟，见图2-16。若在拍婴儿足部时，既无哭声也无其他反应，则可判断婴儿无意识；确定婴儿无意识、无呼吸或有异常呼吸，应先进行五轮心肺复苏循环，之后立即评估复苏效果。呼救EMSS，根据患儿情况考虑是否继续进行CPR。

3. 心脏胸外按压 被救婴儿取仰卧位，躺至坚硬的平面上，施救者按压患儿胸部正中乳头连线下方水平（图2-17），采用中指、无名指双指按压法（图2-18）或双手环抱双拇指按压法（图2-19），按压频率为每分钟100～120次，按压幅度至少为胸廓前后径的1/3，大约4cm，每次按压后应使胸廓完全复位。

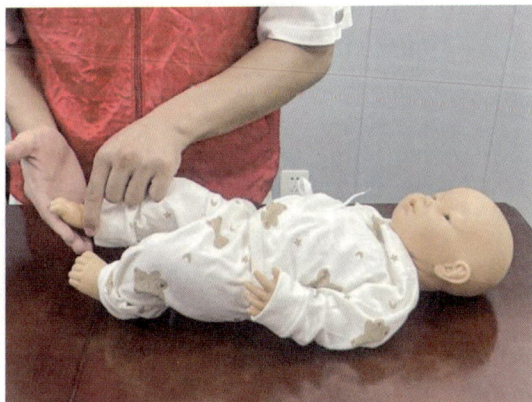

图2-16 婴儿足底拍打法

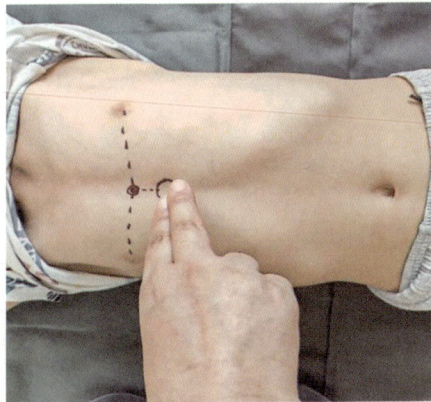

图2-17 婴儿胸外按压部位

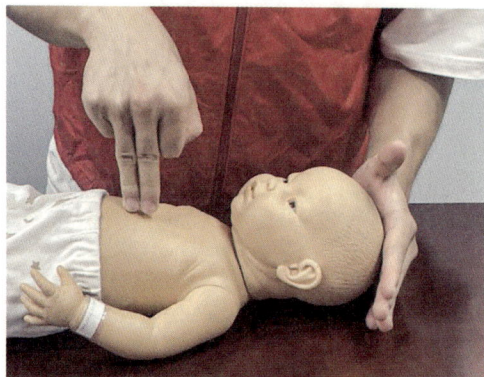

图2-18 婴儿双指按压法

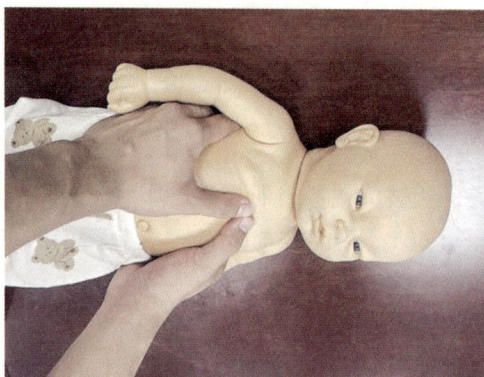

图2-19 婴儿拇指按压法

4. 开放气道 在对婴儿采用仰头举颏法开放气道操作时，需注意避免过度后仰头部。将婴儿的外耳道与肩部上方置于同一水平面上，可以最大程度地确保气道畅通，应使其下颌角与耳垂连线与水平面形成30°（图2-20、图2-21）。随后，检查婴儿口腔内是否有异物，并在发现异物的情况下予以清除。

5. 人工呼吸 婴儿心肺复苏中人工呼吸一般采用口对口鼻人工呼吸，每次通气时间为1秒，通气时可见胸廓起伏为有效通气，注意不要过度通气。

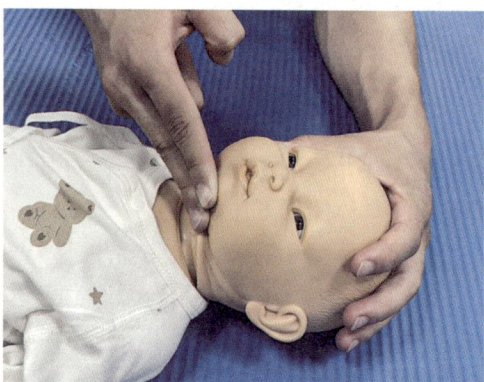

图2-20 婴儿仰头举颏法

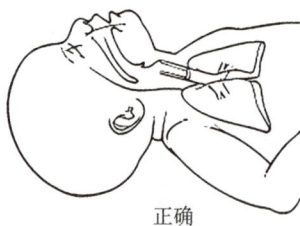

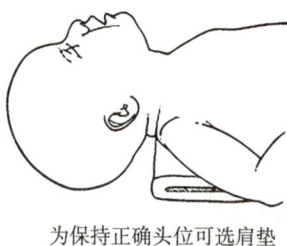

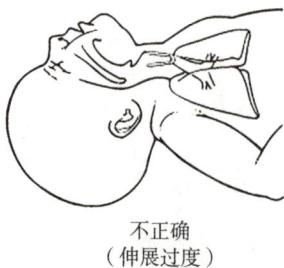

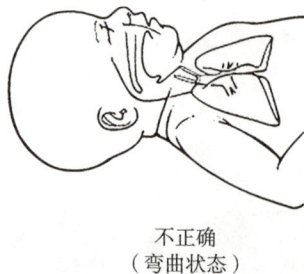

正确

为保持正确头位可选肩垫

不正确
（伸展过度）

不正确
（弯曲状态）

图2-21 婴儿气道开放体位

6. 胸外按压和人工呼吸比例 在进行心肺复苏时，对于新生儿（出生 28 天内的婴儿），按压与通气的比例应为 3∶1。对于婴儿，在单人施救的情况下，按压与通气的比例应为 30∶2；若为双人施救，则比例调整为 15∶2。

7. 有效和终止抢救指征 参照成人。

四、自动体外除颤器的使用

自动体外除颤器是一种便携式且操作简便的除颤设备，通常设置在公共场所，例如，机场、旅游景点、校园等，旨在为心搏骤停患者提供院外现场急救。该设备内置自动心脏节律分析系统和电击咨询系统，能够自动分析并提示是否进行实时电击，见图 2-22。操作者在对被施救者的现实情况做综合判断后，若有必要，则通过按压"SHOCK"键来执行电除颤。

AED 能在极短时间内释放大量电流通过心脏，以终止心脏的不规则和不协

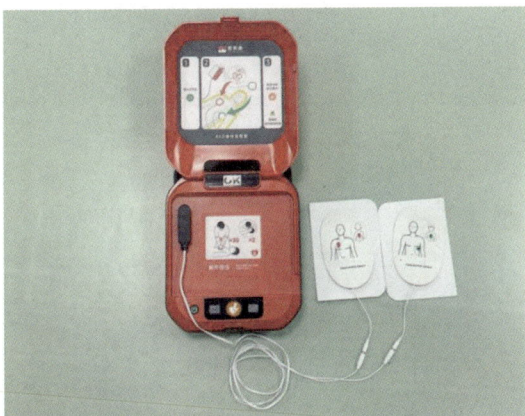

图 2-22 成人自动体外除颤器

调活动，恢复心脏电流的正常节律。对于 1～8 岁的儿童，建议使用专为儿童设计的 AED，其配备有儿童能量衰减器和儿童专用电极片；对于婴儿，首选手动除颤仪，其次为儿童专用 AED。若无儿童专用设备，可考虑使用成人 AED。

AED 具体操作方法如下。

1. 放置 AED 并开启 当现场有 AED 时，应立即将其放置在患者身体的一侧，放置位置应便于操作者放置电极片和操作 AED。若为双人救援，AED 的放置位置不得妨碍实施心肺复苏术人员的操作。打开电源开关，按照语音提示操作。

2. AED 电极片的安置 电极片正确安放是能否有效除颤的关键。应根据 AED 的语音提示，选择合适的电极片（8 岁以上者选用成人 AED；8 岁以下者选择儿童专用 AED，见图 2-23），撕下衬背，根据电极片上的位置图示，将电极片粘于患者裸露的皮肤上（如患者身体汗液较多或为溺水患者，应先将患者身体的水分擦拭干净；如若患者胸毛浓密，可用剃刀刮净胸毛）。心尖部电极片放置在左腋前线第 5 肋间，另一张电极片应贴在患者胸骨右缘第 2 肋间，见图 2-24；儿童使用 AED 时，应粘贴专有的电极片，安放电极片的位置分别为左腋前线第 5 肋间和胸骨右缘锁骨下；亦可分别放置在胸前正中（图 2-25 左）和后背左肩胛处（图 2-25 右）。粘贴好电极片后，将电极插头插入相应的位置（部分 AED 插头已经预先连接对应位置），根据语音提示准备对患者进行电除颤。

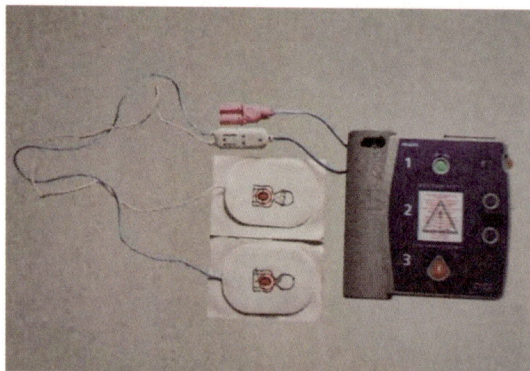

图 2-23　儿童自动体外除颤器

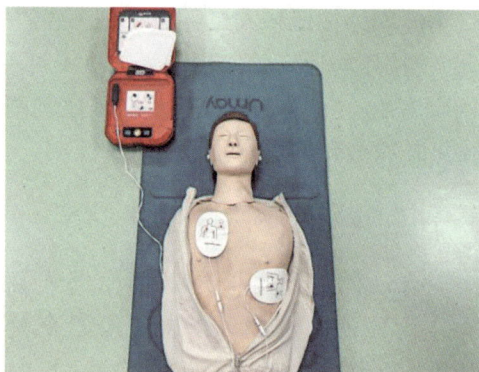

图 2-24　成人电极片贴放位置

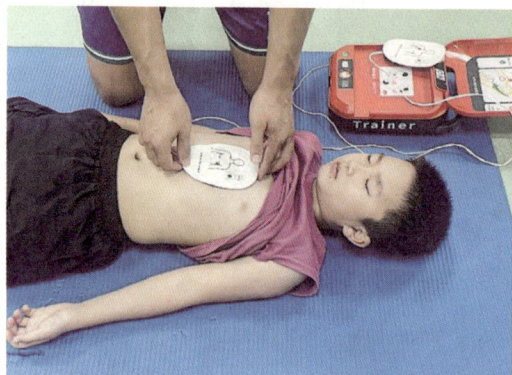

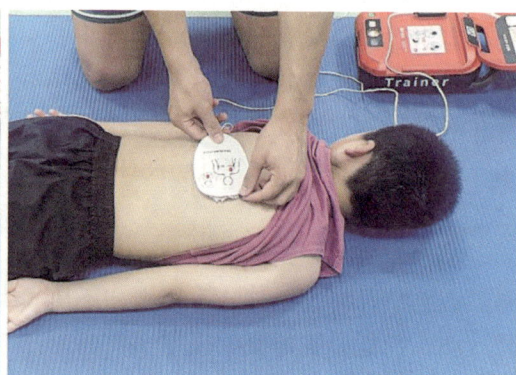

图 2-25　儿童电极片贴放位置

3. 分析心律　AED 分析心律时，任何人不得接触患者，无论 AED 是否会自动语音提示"分析心律，请所有人不要触碰患者"，施救者都应大声说出"请不要接触患者"并环顾患者周围，确保无人触碰到患者，之后等待 AED 提示，决定是否需要对患者进行电除颤。见图 2-26。

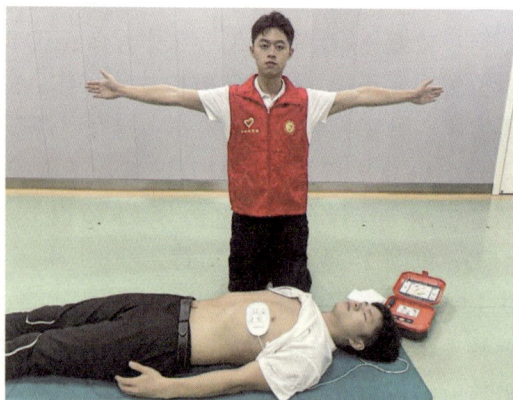

4. 放电　若 AED 建议进行除颤，其将自动开始充电过程。此时，施救者必须确保所有周边人群与患者不能接触，

图 2-26　示意不接触患者

然后根据 AED 的语音提示按下除颤按钮执行除颤操作，见图 2-27 和图 2-28。除颤时，有可能会引起患者肌肉突然收缩。除颤完成后，施救者应继续进行五个循环心肺复苏，本次循环完成后再次对患者情况进行评估。若 AED 不建议除颤，请立即继续之前的心肺复苏操作，2 分钟后（相当于五个心肺复苏循环），再次对患者情况进行评估。

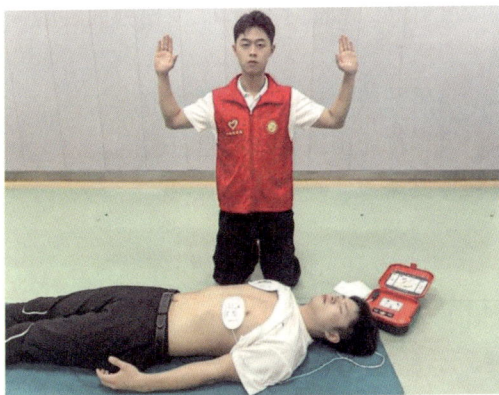

图 2-27 示意准备除颤

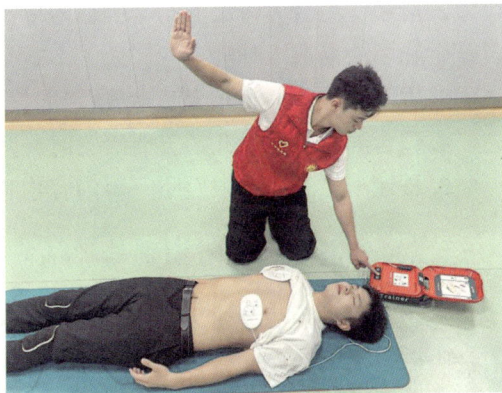

图 2-28 按下除颤按钮

5. AED 使用注意事项

（1）将患者身上所有可移除的金属物品移除并确保胸壁无异物。

（2）患者胸壁水分应充分擦干。

（3）如果儿童使用成人电极片，不能因为电极片太大而剪小电极片。

（4）在进行抢救的过程中，必须确保除颤与心肺复苏的步骤紧密相连，极力缩短心肺复苏的暂停时间。在取得和连接 AED 的过程中，应尽量避免中断心肺复苏操作；一旦完成电除颤，应立即继续执行高质量的心肺复苏。

第三节 气道异物梗阻现场急救

气道异物梗阻是指食物或异物阻塞呼吸道，导致呼吸受阻，进而引发无法言语、呼吸困难，嘴唇和面部出现发绀现象，严重时可能导致意识丧失甚至死亡。气道梗阻是一种具有潜在生命危险的临床紧急情况，其紧急救治的核心在于迅速解除梗阻，恢复正常的呼吸功能。

一、气道异物梗阻的引发因素、识别与评估

任何人突然发生心搏骤停都应考虑到气道异物梗阻，尤其是年轻人呼吸突然停止，出现发绀且无任何原因的意识丧失。由此，正确评估气道梗阻患者并采取有效救治十分重要。

（一）气道异物梗阻引发因素

气道异物的病例多发于三岁以下的婴幼儿，其比例在 70%～80%；婴儿和儿童的窒息多发生于进食中，或由于非食物原因，诸如玩具、硬币或坚果误食。常见气道异物梗阻原因如下。

1. 饮食不慎 患者在进食过程中进食过快、咀嚼不充分，抑或进食时大笑或交谈，从而导致食物如肉块、鱼团、菜梗等滑入呼吸道。

2. 酗酒　患者大量饮酒时，因血液中酒精浓度升高，致使咽喉部肌肉松弛而吞咽失灵，食物团块易滑入呼吸道。

3. 吞咽功能差　老年人咳嗽或吞咽时，不慎将假牙或牙托误送入呼吸道。

4. 口含异物　婴幼儿嬉笑或啼哭时，常因误吸异物而出现异物梗阻。

5. 昏迷　患者因舌根后坠，胃内容物和血液等反流致使呼吸道梗阻。

（二）气道异物梗阻识别与评估

气道异物梗阻患者主要表现为突然的剧烈呛咳、反射性呕吐、声音嘶哑、呼吸困难、发绀并常伴有不自主地以一手紧贴于颈前喉部，见图2-29。

发生以下情况之一且无自救能力者，建议立即拨打120急救电话，然后现场采用海姆立克急救术进行抢救。①气道部分梗阻者，患者可用力咳嗽，但咳嗽终止时会发生喘鸣，一般可以通过咳嗽自行咯出，不需应用海姆立克急救术。②气道完全梗阻者，患者用手掐紧颈部，面唇紫绀，不能咳嗽，发声或呼吸，呈痛苦貌，此种症状称为"Heimlic征象"。③旁观者见异物吸入患者气管。④昏迷患者行气道开放后，仍无法有效通气者。

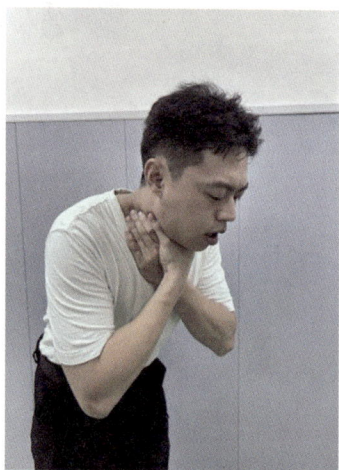

图2-29　气道异物梗阻患者"V"形手势

二、成人和儿童气道异物梗阻解除术

气道部分梗阻者，鼓励患者自行咳出异物，无效时可采用自救腹部冲击、互救背部叩击或海姆立克急救术（heimlichmaneuver）进行腹部冲击，可连续数次直至异物咯出。海姆立克急救术亦称为胸腹部冲击法，其原理在于通过施加冲击于腹部及膈肌下方的软组织，产生向上的压力，压迫肺部的下部区域，从而促使肺部残余气体形成气流，以排除阻塞在气管或咽喉部位的异物。具体可采用方式及其操作如下：

1. 自救腹部冲击气道异物清除术　适用于不完全气道梗阻患者，意识清醒且具有一定救护知识和技能者。

操作方法：患者一手握空心拳，用拳头拇指侧顶住胸骨剑突下、脐上腹中线部位；另一手紧握该拳，快速、用力向上、向内冲击腹部五次，每次动作明显分开。患者亦可选择将上腹部抵压于椅背、桌沿、护栏或其他坚硬的平面上，连续向上、向内冲击腹部五次。两种方式均可重复操作若干次，直至将异物排出，见图2-30。

2. 互救背部叩击气道异物清除术　适用于意识清醒，有严重气道梗阻症状者。

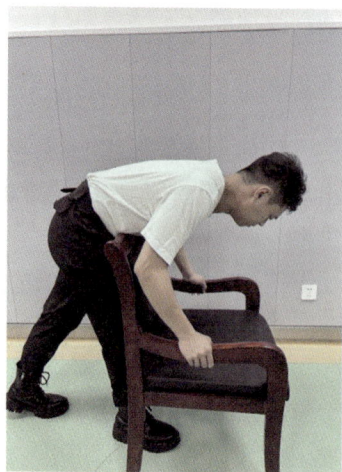

图2-30　自行借助外力进行腹部冲击法

操作方法：①施救者站在患者稍靠近身后一侧。②施救者用一手支撑患者胸部，让患者身体前倾以便叩击时能使异物从口中排出，而非顺气道下滑。③施救者用另一手的掌根部在患者两肩胛骨连线中点进行五次大力叩击，见图2-31。④背部叩击最多叩击五次，如果梗阻症状减轻即可停止。

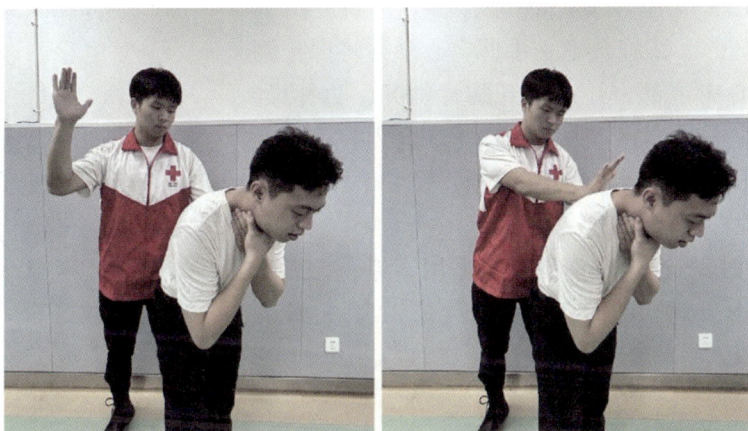

图 2-31 成人背部叩击法

3. 互救腹部冲击气道异物清除术（海氏冲击法） 适用于意识清醒，伴有严重气道梗阻症状者，无法采用自救方式时。

操作方法：①施救者站在患者的身后，用双臂围抱患者的腰部，让其弯腰，头部前倾。②施救者一手握空心拳，将拇指一侧紧贴于患者腹部，置于肚脐与剑突间的腹中线上，即肚脐以上两横指的位置（图2-32左上图）。③另一手抓住该拳，快速向上、向内冲击患者腹部（图2-32左下图和右图）。④反复冲击至多五次，如果梗阻未解除，继续交替进行五次背部叩击和五次腹部冲击，直至异物从气道排出，如若患者意识丧失立即行胸部按压法。

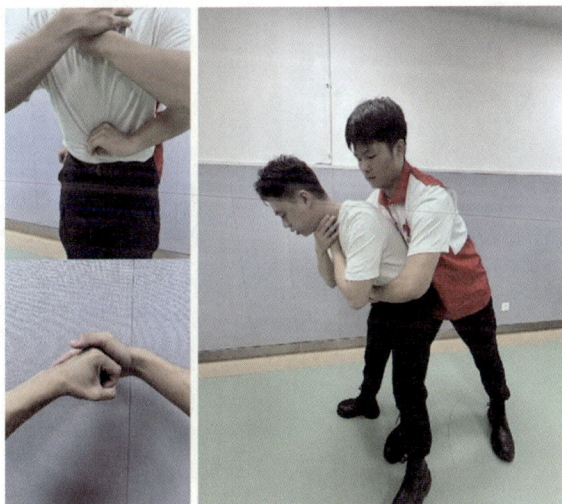

图 2-32 成人腹部冲击法

4. 胸部冲击气道异物清除术　适用于妊娠期或过度肥胖患者。当患者处于妊娠期或体重严重超标的情况下，救援者无法用双臂环绕患者腹部，可采用胸部压迫法作为 Heimlich 手法的替代方案。

操作方法：①施救者站在患者后方，双臂由腋下环绕患者胸部。②施救者一手握空心拳并将拇指侧置于患者胸骨中下部，注意避开胸骨剑突、肋骨缘。③施救者另一只手紧握该拳头，向上、向内有节奏冲击患者胸部五次，直至异物排出，见图 2-33。如若患者意识丧失立即行胸部按压法。

5. 胸部按压气道异物清除术　适用于患者无意识或在进行以上方式急救时，患者发生意识丧失情况。操作方法同成人心肺复苏术。

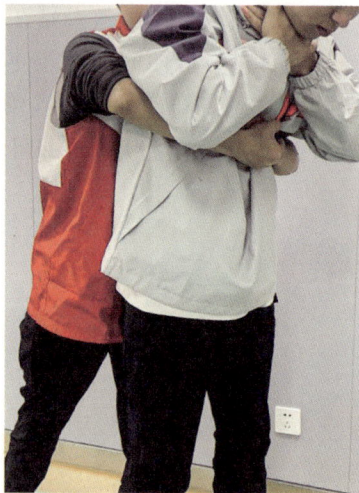

图 2-33　肥胖患者胸部冲击法

三、婴儿气道异物梗阻解除术

对于 1 岁以上儿童可参考成人气道异物清除术，但力度酌情减少；对于 1 岁以内婴儿推荐使用背部叩击法和胸部冲击法。

1. 婴儿背部叩击法操作方法

（1）施救者取坐位或单膝跪下，前臂放于大腿上，将婴儿骑跨在救助人员的前臂上，一手手指张开托住婴儿头颈部，保持婴儿头低位，头部低于躯干（图 2-34 左）。

（2）施救者另一只手的掌根部在婴儿两侧肩胛骨之间用力拍击 5 次（图 2-34 右）。

（3）每次叩击观察是否有异物吐出，如梗阻解除即可停止操作。

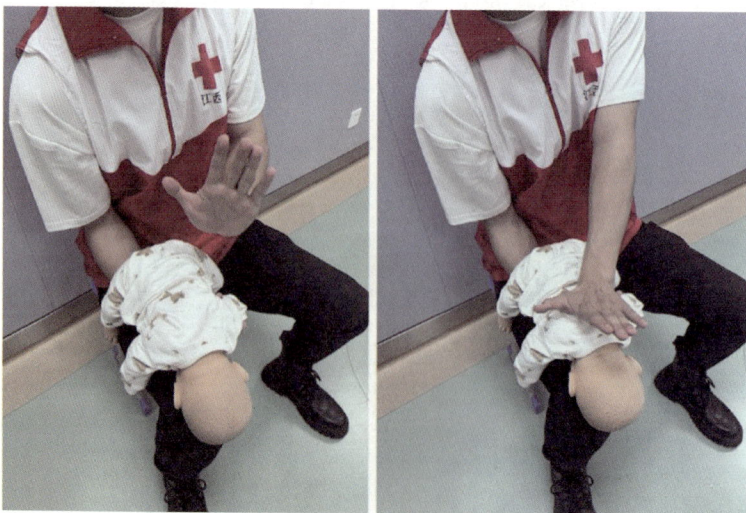

图 2-34　婴儿背部拍击法

2. 婴儿胸部冲击法操作方法 适用于婴儿意识清醒，气道梗阻症状严重且通过五次背部叩击法不能解除梗阻者。

（1）如若五次背部叩击法后异物依然未咯出，应用手掌支撑住婴儿的头部和颈部，将婴儿进行翻转取仰卧位，置于施救者的前臂上，前臂放于大腿上以进行有效支撑，保持婴儿头部低于躯干。

（2）在婴儿两乳头连线略下方或剑突上一指，用两指实施 5 次胸部按压，深度为胸廓前后径的 1/3，见图 2-35。

（3）如不能解除梗阻，则交替进行五次背部叩击和五次胸部冲击法，直至异物排出；如若婴儿出现意识丧失立即行胸部按压法。

（4）每次翻转时，应检查婴儿口中有无可见异物，如有应小心将其移除，见图 2-36。

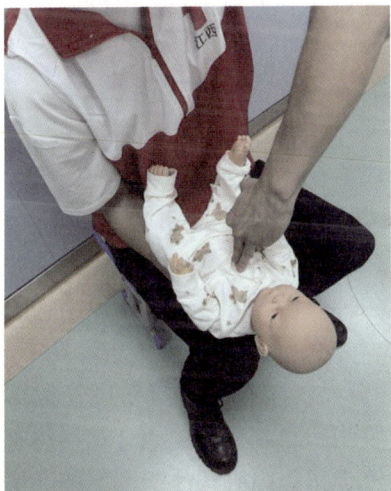

图 2-35 婴儿胸部冲击法　　　图 2-36 及时清除口腔异物

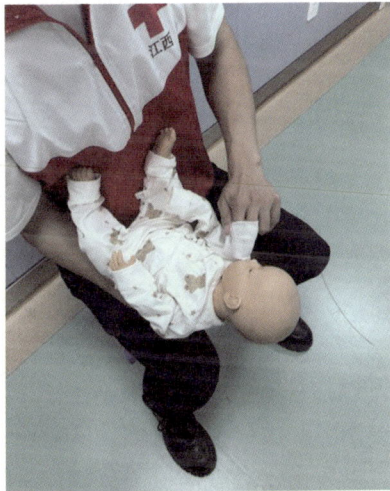

3. 婴儿胸部按压法操作方法 适用于婴儿无意识或在进行背部叩击和胸部冲击急救时，患者发生意识丧失的情况。操作方法同婴儿心肺复苏术。

四、气道异物梗阻的预防及急救注意事项

1. 一旦发现食物呛入气管，堵塞气道，必须保持镇静。尤其对于婴幼儿，家属有效安慰避免哭闹而加重病情。

2. 进食时要细嚼慢咽，不哭闹，不进行嬉笑、跑跳等活动；当口含着小物品时避免突然深吸气，否则容易将异物吸入气管中。

3. 不要给幼儿吃炒豆子、花生、瓜子等不易咀嚼的食物，更不要强迫喂药。

4. 禁止盲目清除异物。对于无法直接观察到的异物，切忌使用手指盲目地尝试移除，因为此举不仅无法有效清除异物，反而可能导致异物推入更深的气道内，造成更严重的阻塞或损伤。

5. 一旦发现患者失去意识，施救者不应尝试清除气道异物，而应迅速执行 CPR。若在通气过程中患者胸部未见起伏，应重新调整头部位置，确保气道畅通，并再次尝试通气。在每次打开气道进行通气时，应检查咽喉后部是否有阻塞物。若发现易于去除的异物，可谨慎地将其移除；若异物难以清除且通气后胸廓仍未见起伏，应考虑立即送往医院进行专业急救措施，例如，使用 Kelly 钳、Magilla 镊或进行环甲膜穿刺 / 切开术，以畅通气道。

第四节　创伤现场急救

创伤是指机械性致伤因素作用于人体所造成的组织结构完整性破坏或功能障碍。创伤常因失血和疼痛而导致患者休克甚至危及生命。严重创伤的现场应急救护措施需要准确、快速、有效，以挽救患者生命，减轻患者痛苦。本节将重点介绍创伤现场救护的基本原则和四项基本技术等。

一、创伤的原因及分类

创伤主要指机械性致伤因素（或外力）造成的机体损伤。造成创伤的原因广义上包括物理、化学、生物等因素，常见原因：交通事故中发生的撞击、碾压等；日常生产、生活中意外发生的切割、烧烫、电击、坠落、跌倒等，以及自然灾害和武装冲突中发生的砸埋、挤压、枪击、爆炸等。这些都会造成各种损伤，导致人体组织结构的损害和功能障碍。

创伤可以按照损伤形态、受伤部位等进行分类：①按是否有伤口分为开放性损伤和闭合性损伤。开放性损伤有擦伤、割伤、撕脱伤和穿刺伤等；闭合性损伤有挫伤、扭伤、拉伤、挤压伤、爆震伤、关节脱位、闭合性骨折和内脏损伤等。②按受伤部位分为颅内伤、颌面伤、颈部伤、胸部伤、腹部伤、脊柱伤、骨盆会阴部伤、四肢伤等。③按受伤部位的多少以及损伤的复杂程度可以分为单发伤、多发伤、多处伤、复合伤等。

二、创伤的识别与评估

在应急救护中要注意对患者重要部位的检查，以及注意患者整体情况的变化，不要把注意力集中到局部伤口上。目前许多国家和地区常用简明检伤分类法来初步检查伤情，以及对患者的快速分类，此法包括以下四个步骤。

（一）行动能力检查

首先检查患者的行动能力，引导行动自如的患者到轻伤接收区，通常不需要救护人员立即处理。但其中仍然有个别患者可能存在潜在的重伤，故需要复检。

（二）呼吸检查

对不能行走的患者，要检查其呼吸，过程中注意保护颈椎，可采用托颌法，检查呼吸的方法详见第二章第一节。检查判定：①没有呼吸者标黑标，暂不处理。②存在自主呼吸，但呼吸次数每分钟超过 30 次或少于 6 次，标示红标，属于危重患者，需要优先处理。③呼吸次数每分钟 6 ～ 30 次，进行后续循环检查。

（三）循环检查

患者循环状况检查可以通过触及桡动脉是否存在搏动和压迫指甲，观察复充盈时间（是否在 2 秒以内）来评估。搏动存在和复充盈时间在 2 秒以内表明循环良好，可以进行下一步意识状态检查。搏动消失且复充盈时间在 2 秒以上为循环衰竭的危重患者，标红标并优先救治。

（四）意识状态检查

检查意识状态前先查看患者头部是否有外伤，然后简单询问并指令其做出抬手、张嘴、眨眼等动作。不能正确回答问题和无法做出指令动作的多为危重患者，标红标并优先处理；能准确回答问题并能做出指令动作的按轻患者处理，标黄标且暂不处置。

三、创伤现场急救原则

在现场应急救护中，救护员要遵守现场急救原则。有大批患者的情况下，应突出"先救命，后治伤"的原则，先抢救生命后保护功能，先重后轻，先急后缓，尽量救护所有可能活下来的患者。

对于非医务人员的救护员，要把救命放在第一位，在医疗急救人员到达现场之前，救护员不应做过多的现场治疗，应尽快处理危及患者生命的外伤，如帮助患者清理呼吸道、保持呼吸畅通、止住大出血等。并在患者情况允许的条件下及时将其转送到医院，以尽快得到专业医疗救治。不可在现场盲目治伤，以免造成更严重的"二次损伤"。

四、创伤急救四项技术

止血、包扎、固定、搬运是针对各种伤害现场创伤急救的四项基本技术。熟练掌握这四项基本技术，常常可以使患者转危为安，有效降低并发症和后遗症的发生率。创伤现场急救应秉持先重后轻、先急后缓、先止血后包扎、先固定后搬运的原则，同步实施其他必要的紧急处理措施（如抗休克、对症支持处理）的程序，为挽救生命及后续救治赢得宝贵时间，创造有利条件。

（一）止血

严重创伤常引起大量出血，致使伤者出现失血性休克，甚至死亡。因此，在专业医务人员到来之前，在现场及时、有效地为患者止血对抢救患者生命至关重要。

1.止血材料 常用的材料有无菌纱布、绷带、止血带，紧急时也可用手帕、毛巾、衣物等，禁用绳索、电线或铁丝等物。

2. 常用的止血方法　主要有直接压迫、加压包扎、止血带和填塞四种方式。

（1）直接压迫止血　该方法是最直接、快速、有效、安全的止血方法，大部分外出血的止血都可以采用此方法。首先观察伤口内是否有异物，若有浅表小异物可将其取出。用干净的纱布块或其他干净布料作为敷料覆盖到伤口上，敷料应超过伤口周边至少3cm，用手直接压迫止血，需要持续用力压迫。如果敷料被血湿透，不要更换，再取敷料直接覆盖在原有敷料上，继续压迫止血，等待救护车到来。见图 2-37。

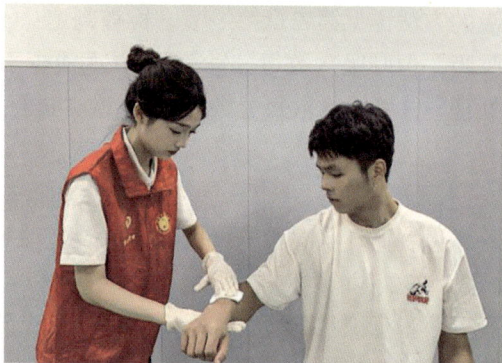

图 2-37　直接压迫止血法

（2）加压包扎止血　在直接压迫止血的同时，用绷带（或三角巾）环绕敷料加压包扎，其松紧度以能达到止血目的为宜，包扎后检查肢体末梢循环，如果包扎太紧影响末梢循环，应重新包扎，一般持续 20 分钟即可止血。见图 2-38。

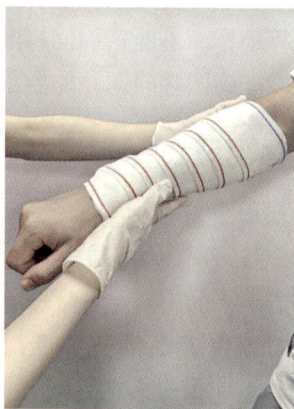

图 2-38　加压包扎止血法

（3）止血带止血　当出现大血管损伤，直接压迫无法止血时，或存在多处损伤、伤口不易处理等复杂情况时，可使用止血带止血法。如上肢出血，在上臂的上 1/3（如下肢出血，在大腿的中上部）垫好衬垫（毛巾、平整的衣物等），然后扎好止血带或布带，加上标记，注明结扎止血带的时间（精确到分钟），见图 2-39。每隔 40～50 分钟或者患者出现远端肢体变凉时，应松解止血带暂时恢复远端肢体供血；松解约 3 分钟后，在比原结扎部位稍低的位置重新扎好止血带，并尽快送患者去医院救治。

（4）填塞止血　主要适用于颈部、臀部、大腿根部及腋窝等难以用一般加压包扎处理的较大且深的伤口。将大量无菌敷料填入伤口内，外加敷料加压包扎。

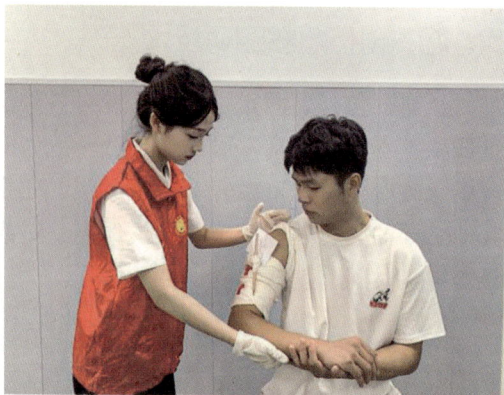

图 2-39　止血带止血法

（二）包扎

包扎是外伤现场应急处理的重要措施之一，及时正确地包扎，可以有效压迫止血、减少感染、保护伤口、减少疼痛、便于转运等。

1. 包扎材料 常用的材料有绷带、三角巾。紧急条件下，干净的毛巾、围巾、手帕、衣服、床单等也可作为临时包扎材料。

2. 包扎方法

（1）绷带包扎法 包括环形包扎、螺旋包扎、螺旋反折包扎和"8"字包扎四种方法。

1）环形包扎：适用于头部、颈部、胸腹部及腿部等处小伤口清洁后的包扎。伤口用无菌敷料覆盖，将绷带环形缠绕于伤口4～5圈，绷带尾端用胶布粘贴固定，或将绷带尾端剪开后打结固定。见图2-40。

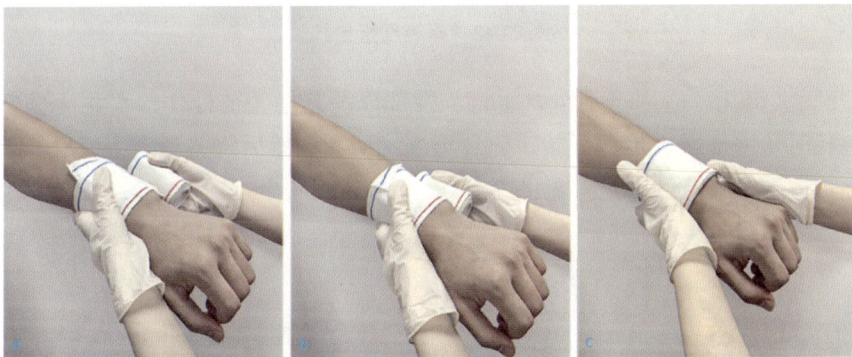

图 2-40 环形包扎法

2）螺旋包扎：适用于粗细相等的躯干、肢体部位的包扎。用无菌敷料覆盖伤口，先按环形法缠绕数圈固定，然后上缠每圈盖住前圈的1/3或2/3呈螺旋形，最后用胶布粘贴固定。见图2-41。

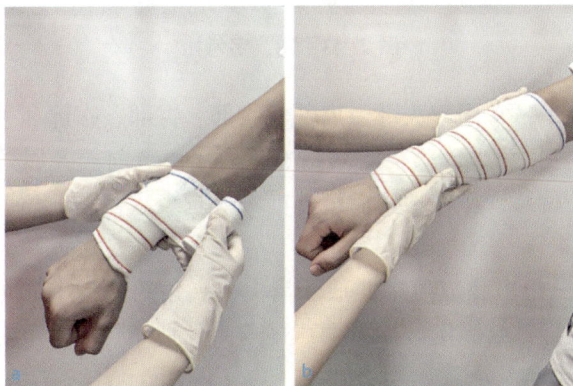

图 2-41 螺旋包扎

3）螺旋反折包扎：适用于肢体上下粗细不等部位的包扎，如小腿和前臂等。螺旋反折包扎是在螺旋包扎法的基础上，每圈反折一次，反折时，以拇指按住绷带上面正中处，另一只手将绷带向下反折，并向后绕。注意反折处不要在伤口上。见图2-42。

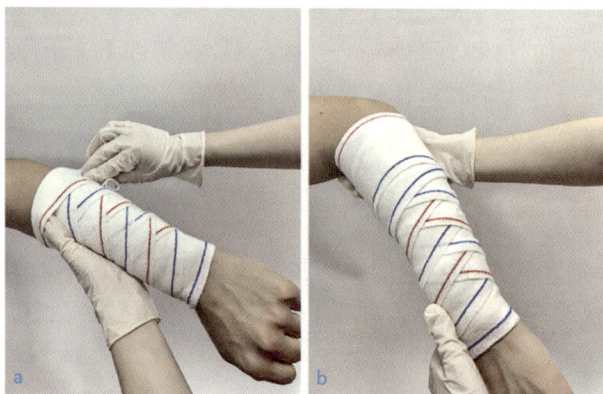

图2-42　螺旋反折包扎

4）"8"字包扎：适用于手掌、手背、踝部以及其他关节处伤口。用无菌敷料覆盖伤口，包扎时从腕部或者足部开始，先环形缠绕两圈，然后绕关节上下"8"字形缠绕，最后将绷带尾端在关节处固定。见图2-43。

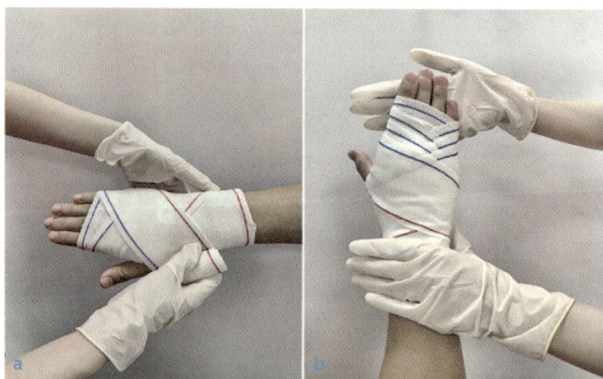

图2-43　"8"字包扎

（2）三角巾包扎法　常用于头部、肩部、胸部、臀部、腹部和手部包扎。

1）头部包扎：将三角巾底边折叠两指宽，置于患者前额齐眉处，顶角向后。两底角经两耳上方拉向头后部，压住顶角后绕回前额处打结。拉紧顶角，折叠后掖入头后部交叉处内。见图2-44。

2）肩部包扎：三角巾叠成燕尾式放于肩上，夹角约90°并对准伤侧颈部，两燕尾底边两角包绕上臂上部打结固定。拉紧两燕尾角，分别经胸、背至对侧，在腋前或腋后线处打结。

3）胸部包扎：三角巾叠成燕尾式置于胸前，夹角约100°，两燕尾角过肩于背后。将顶角系带与燕尾角在背后打结。

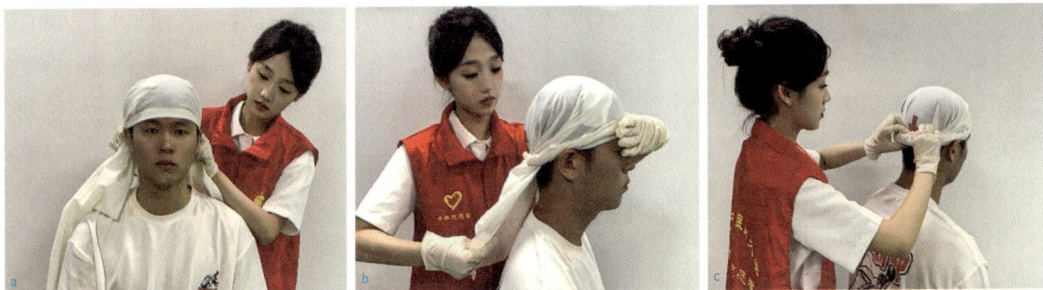

图 2-44　头部包扎

4）臀部包扎：三角巾叠成燕尾式置于腹前，夹角约 60° 并朝下对准外侧裤线。顶角系带与燕尾底边分别过腰腹部到对侧打结。两底角包绕大腿根部在大腿前打结。

5）腹部包扎：三角巾底边向上横放在腹部，两底角围绕腹部至腰后打结。顶角由两腿间拉向后面于两底角连接处打结。

6）手部包扎：手掌放在三角巾中央，手指对向顶角，将顶角折回盖于手背，两底角分别围绕到手背交叉，再在腕部围绕一圈后打结。

（三）固定

骨折固定是现场创伤救护中的重要一环。正确的固定方法不仅能减轻患者的疼痛，减少出血，还能防止脊髓、神经、血管等重要组织的进一步损伤。这也是搬运患者的基础，有助于转运后的进一步治疗。

1. 固定材料　固定设备有充气式夹板、铝芯塑形夹板等，现场急救所需固定材料主要是就地取材，具有一定硬度的材料如木材、金属、塑料及硬纸盒等。针对不同部位的骨折采取不同的材料和固定方式。

2. 固定操作原则

（1）确保现场环境安全，并做好自我防护。

（2）首先检查患者的意识、呼吸、脉搏，并处理严重出血。

（3）使用绷带、三角巾和夹板进行固定。夹板固定时，应在夹板与肢体骨性突起部位之间加衬垫；躯干和健侧肢体固定时，肢体与躯干之间、肢体之间也应加衬垫。

（4）夹板的长度应足以固定骨折处的上下关节。

（5）对于骨断端暴露的情况，不要拉动或将骨头送回伤口内。开放性骨折现场不要冲洗或涂药，应先止血、包扎再固定。注意暴露肢体末端，以便观察末梢血液循环。

（6）固定伤肢后，条件允许时应将伤肢抬高。

（7）密切观察患者，并采取措施预防休克的发生。

3. 骨折的判断及其固定方法　首先要对是否有骨折进行判断，怀疑骨折才需要固定。

四肢的骨折主要有以下表现：①疼痛：骨折处通常会有剧烈疼痛，尤其在受伤处按压时明显；移动时疼痛加剧，安静时有所减轻。疼痛的轻重和压痛点的位置可以帮助判断骨折的部位。无移位的骨折通常只有疼痛而无畸形，但可能伴有肿胀和血肿。②肿胀或瘀斑：骨折和出血会导致外表出现肿胀，严重时可能有瘀斑。骨折端的错位或重叠也会导致肿胀。③功能障碍：受伤部位的运动功能受到影响或完全丧失，表明骨折可能涉及关节或肌肉。④畸形：骨折部位可能出现畸形，如肢体短缩、成角、旋转等。具备以上四种表征之一，就可以基本确认骨折的存在。

（1）四肢骨折固定

1）上臂骨折（肱骨骨折）固定：两块夹板分别放置在上臂外侧和内侧，在夹板与皮肤之间放置衬垫。用绷带或三角巾固定骨折部位的上下两端，并使用小悬臂带悬吊前臂。确保指端露出，检查末梢血液循环。见图2-45。

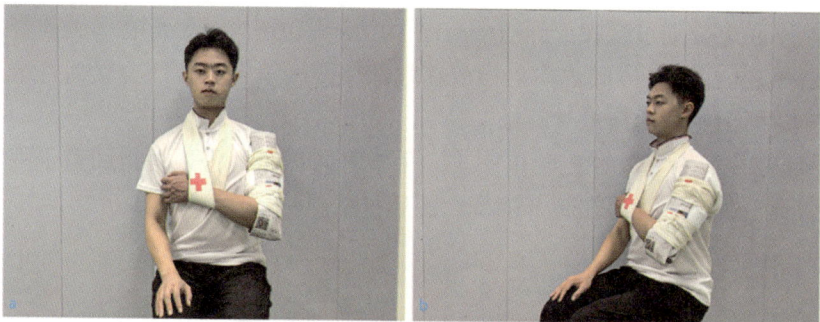

图 2-45　上臂骨折固定

2）前臂骨折（桡、尺骨骨折）固定：将两块夹板分别置于前臂的外侧和内侧，在夹板与皮肤之间放置衬垫。使用三角巾或绷带捆绑夹板，固定前臂。使伤肢保持屈肘位，使用大悬臂带将伤肢悬吊于胸前。确保指端露出，以检查末梢血液循环。见图2-46。

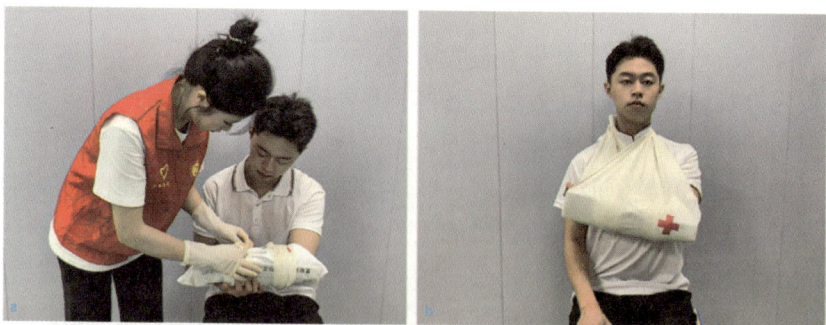

图 2-46　前臂骨折固定

3）大腿骨折（股骨骨折）固定：若无夹板时可使用健肢代替木板，用三角巾或绷带把伤肢固定在健侧肢体上。两下肢之间加衬垫，用四条宽带进行固定。依次固定骨折上下两端，再固定小腿和踝部。使用"8"字法固定足踝，将宽带置于踝部，环绕足背交叉，再经足底中部回至足背，在两足背间打结。确保足趾端露出，以检查末梢血液循环。见图2-47。

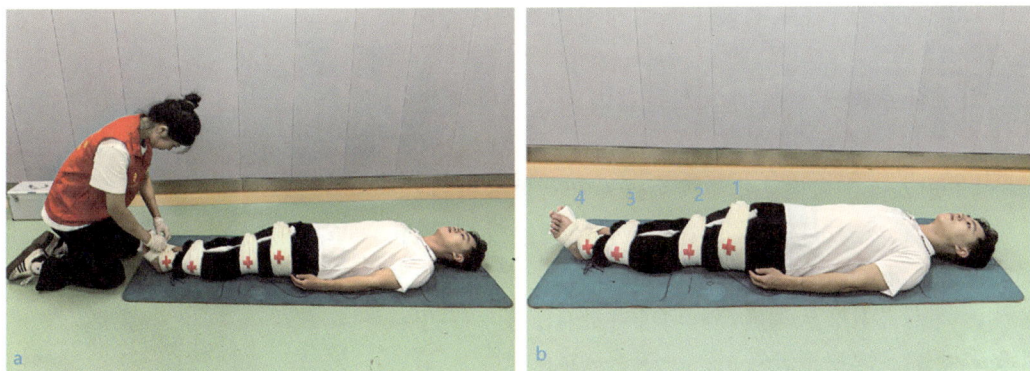

图 2-47 大腿骨折固定

4）小腿骨折（胫、腓骨骨折）固定：与大腿骨折固定相似，用四条宽带固定，先固定骨折上、下两端，然后固定大腿和踝部，用"8"字法固定踝部。见图2-48。

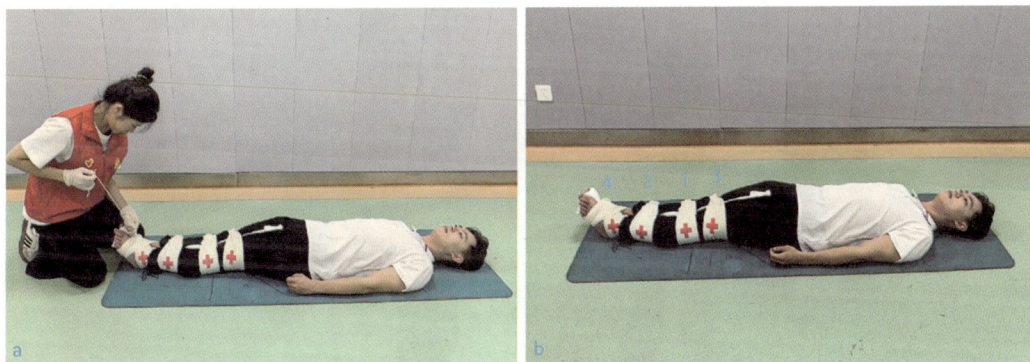

图 2-48 小腿骨折固定

（2）脊柱骨折固定 脊柱骨折的危害性较大，现场环境安全时尽量不要移动患者，若现场环境不安全必须转移患者时，尽量保持患者脊柱没有旋转、折弯，固定好后再行转运。

1）颈椎骨折固定：使患者仰卧，在头枕部垫一薄枕，使头部呈正中位，头部不要前屈或后仰，再在头的两侧各垫枕头或衣服卷，最后用一条带子通过患者额部固定头部，限制头部前后左右晃动。

2）胸椎、腰椎骨折固定：使患者平直仰卧在硬质木板或其他硬质平板上，在伤处垫一薄枕，使脊柱稍向上突，然后用几条带子把患者固定，使患者不能左右转动。

（四）搬运

在现场环境安全的情况下，对患者紧急救护尽量在现场进行，在救护车到来之前尽可能地挽救生命、防止伤病恶化。但在现场环境不安全的情况下，或者受环境条件限制，无法实施就地救护时，才可以搬运患者。科学规范的搬运对患者的救治和预后非常重要。

1.搬运方法　主要有徒手搬运和使用器械搬运两种方式。

（1）徒手搬运　包括单人、双人和三人徒手搬运方式。

1）单人徒手搬运法：主要有扶行和背负两种方式。

扶行法：适用于搬运单侧下肢有轻伤但没有骨折，尚能站立行走的患者。救护员站在患者没有受伤的上肢一侧，将患者上肢从颈后绕到肩前并抓住，另一只手扶住患者腰部，搀扶患者行走。见图 2–49。

背负法：适用于搬运意识清醒、体型较小、体重较轻、两侧上肢没有受伤的患者。救护员将患者背于身后，用双手抱住其大腿，令患者双手抱住自己颈部。见图 2–50。

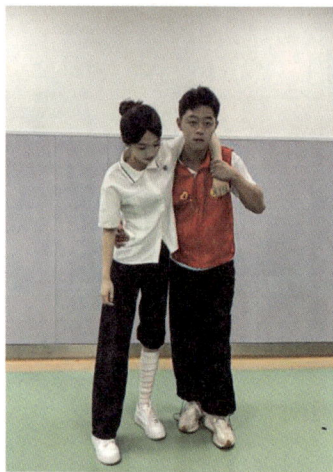

图 2–49　扶行法

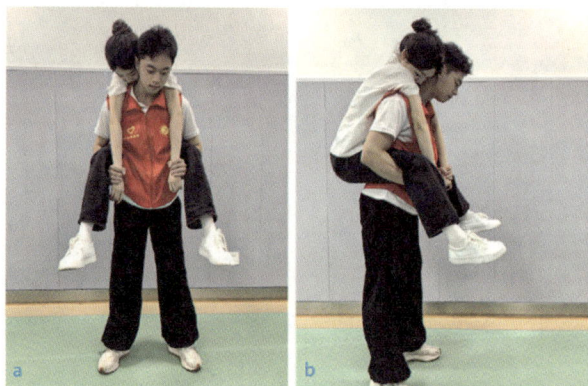

图 2–50　背负法

2）双人徒手搬运法：主要有轿杠和拉车两种方式。

轿杠式：适用于搬运无脊柱、骨盆及大腿骨折，能用双手或一只手抓紧救护员的患者。两个救护员面对面各自用右手握住自己的左手腕，再用左手握住对方右手腕。患者坐在救护员相互紧握的手上。见图 2–51。

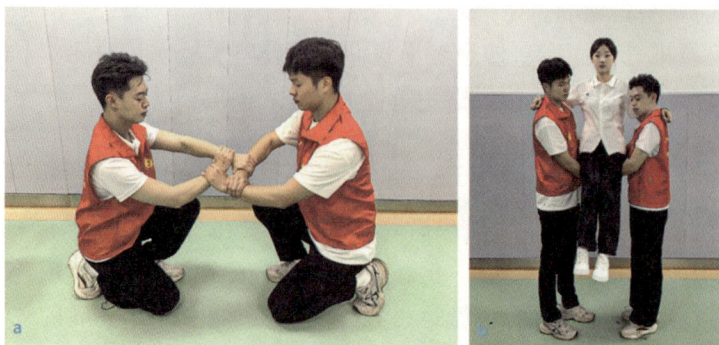

图 2–51　轿杠式

拉车式（前后扶持法）：适用于场地狭窄，无上肢、脊柱、骨盆及下肢骨折的患者。一个救护员站在患者头部前，两手插入其腋下，抬起上身；另一个站在患者两腿中间，抱起其两小腿。见图2-52。

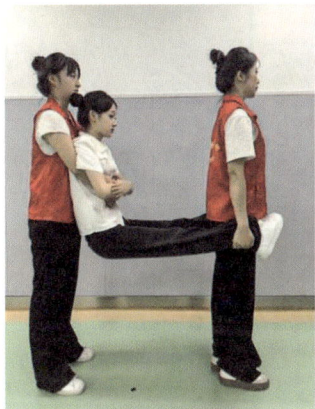

图2-52 拉车式

3）三人徒手搬运法：适用于搬运无脊柱、骨盆及四肢骨折，体型较小、体重较轻的患者。三名救护员单膝跪在患者一侧，分别在肩部、臀部和膝踝部用双手将患者抱起。见图2-53。

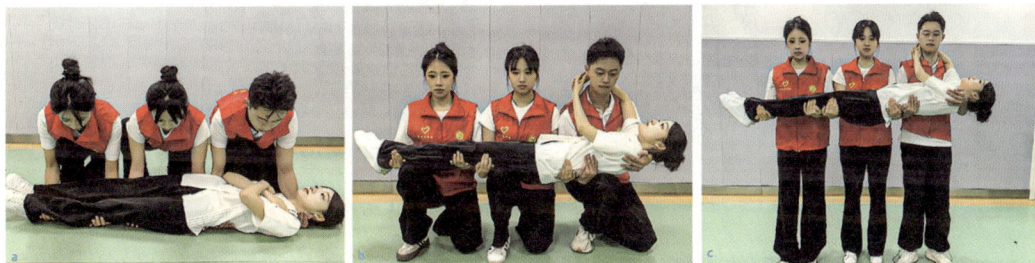

图2-53 三人徒手搬运

（2）使用器械搬运 常用搬运器械有担架和椅子。

1）担架搬运：常用于脊柱损伤、骨折患者的现场搬运。由2～4名救护人员将患者平稳地移上担架仰卧。如果是骨折患者，需注意保护骨折部位，不要造成新的损伤。患者应脚部在前，头部在后，以便后面抬担架的人员随时观察患者的情况。如遇到要往高处抬，或低处走时，抬担架的两端应一端抬高，一端放低，以保持担架水平前进。见图2-54。

2）椅子搬运：适用于空间有限的场所，可搬运无下肢骨折、伤势较重无法配合的患者。将患者固定在一个轻而结实的椅子上，两名救护员分别站在患者前后两侧或者左右两侧，协力抬起椅子缓慢前行。见图2-55。

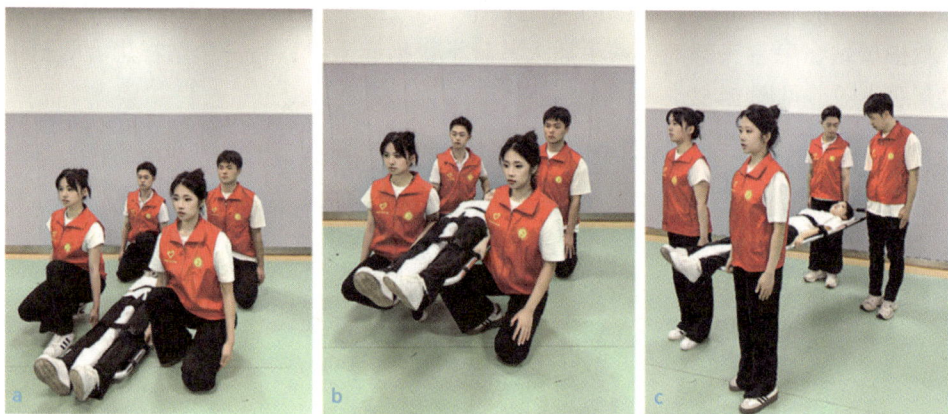

图 2-54　担架搬运

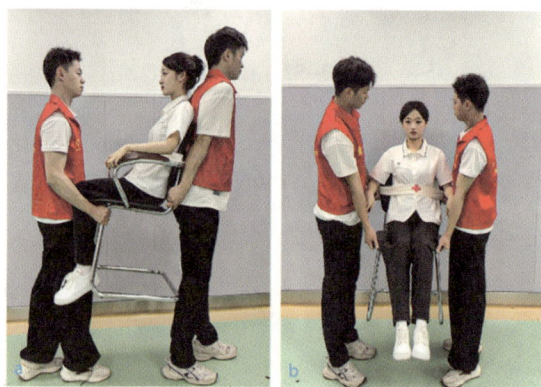

图 2-55　椅子搬运

2. 搬运注意事项

（1）移动患者前要先检查患者的创伤是否已得到初步处理，如止血包扎、骨折固定。

（2）应根据患者的伤病情况、体重、现场环境、救护员的人数等作出评估，选择合适的搬运方法。

（3）对脊柱损伤（或怀疑损伤）的患者要始终保持其脊柱为一平直轴线，不可让患者行走，防止脊损伤。转运要用硬质担架，不可用帆布等材质软担架。

（4）用担架搬运时，必须将患者固定在担架上。一般应头略高于脚，发生休克的患者应脚略高于头。行进时患者头在后，以便观察。用汽车运送时，患者和担架都要与汽车固定好。

（5）救护员抬担架时要步调一致，上下台阶时要保持担架平稳。

（6）护送途中应密切观察患者的神志、呼吸、脉搏以及出血等伤病的变化，如发生紧急情况应立即处理。

第五节　特殊外伤现场急救

在意外事故或灾害发生过程中，患者受伤的部位、伤害因素及程度的不同，可能导致身体某些部位出现特殊形式的损伤，这种针对特殊外伤患者进行紧急处理，以减少伤害程度并维持生命体征的技术和方法称为特殊外伤现场急救术。特殊外伤现场急救的首要原则是保障施救者和伤者的安全，评估情况后迅速采取适当的措施。在条件允许的情况下，尽快寻求专业医疗帮助。

一、骨折

创伤是引起骨折最常见的原因。创伤包括直接暴力，如跌倒或车祸；重复适度的力量，可见于长跑运动员或背部负重行进的士兵，这种骨折也称为应力性骨折。

骨折的严重程度部分取决于受力的强度。例如，平地跌倒通常导致轻微骨折，但从高建筑上坠落可导致多处严重骨折。骨肿瘤、感染、骨质疏松症等疾病会削弱骨骼的韧性导致患者更容易发生骨折，即便只是承受轻微力量的伤害，这种骨折称为病理性骨折。

（一）临床表现

骨折最明显的症状是疼痛。其他症状包括水肿，部分出现变形、弯曲或移位、瘀伤或变色、活动受限、感觉丧失（麻木或异常感觉）。

疼痛及骨折本身通常会妨碍伤者骨折部位的正常活动。如果伤者（如幼童或老人）不能正确表述，却拒绝活动某个身体部位，这往往是揭示骨折的唯一迹象。但是，有的骨折不一定会妨碍患者伤处活动度，因此受伤部位能够活动不代表没有骨折。

（二）骨折的现场判断

1. 根据损伤描述初步判断　①了解患者如何受伤有助于确定损伤的类型。例如，如果伤者说有咔声或略暗声，则原因可能是骨折（或韧带或肌腱损伤）。②注意受伤时关节受压迫的方向，此信息有助于判断哪些骨头及哪些其他结构受损。③了解疼痛出现时间。如果受伤后立即感到疼痛，原因可能是骨折或严重扭伤。如果疼痛在几小时或几天后出现，通常损伤比较轻微。④了解疼痛程度的变化，如果在伤后最初的几小时内疼痛程度比损伤预期高出很多或疼痛不断恶化，可能已发展为骨-筋膜室综合征或血流中断。

2. 体格检查进一步确定　体格检查包括以下内容（按优先顺序）：①检查受伤部位附近的血管损伤（如查看脉搏、皮温和皮肤颜色）；②检查受伤部位附近的神经损伤（如检查感觉）；③检查并活动受伤部位（检查受伤部位的上下关节，轻柔地感觉受伤部位以判断骨是否碎裂或移位）；④检查肿胀和淤伤情况（如果伤后几小时内没有肿胀，则不太可能发生骨折）。

3. 及时处理　如果是严重事故造成的损伤，首先应检查有无严重损伤和并发症（如开放性伤口、神经损伤、大量失血、血流中断及骨－筋膜室综合征等）并及时处理。无脉搏或脉搏微弱及皮肤苍白冰冷可能提示血流中断，意味着动脉受伤或发生了骨－筋膜室综合征。皮肤的感觉异常提示神经损伤。

（三）现场急救措施

骨折现场急救四大原则：抢救生命、包扎止血、妥善固定、迅速转运。

1. 评估环境安全、抢救生命　确保现场安全，避免危险环境带来二次伤害；评估患者意识、脉搏及呼吸等，立即拨打120急救电话；如患者处于昏迷状态，减少搬动，注意保温，保持呼吸道通畅，必要时心肺复苏，随时关注患者生命体征变化。

2. 勿轻易移动患者，就地包扎止血　针对有骨折可能性的患者，应避免移动，尤其受伤部位，减少进一步损伤。如有外伤性出血，应立即尽可能使用干净纱布或衣物按压包扎止血。如果是严重事故造成的损伤应监测血压、脉搏、肤色、体温、皮肤感觉以便及时发现潜在损伤和并发症，及时根据需要进行相应的处理。

3. 妥善固定　运用合适的方式固定骨折部位，使用合适的物体（木棍、木板等）来固定骨折处两侧，避免直接接触损伤区域以减轻患者疼痛，方便进一步搬运。

4. 迅速转运　尽快转运到附近的医院进行诊治。

（四）现场急救注意事项

在现场对骨折患者进行急救处理过程中，必须注意以下事项：①避免患者不必要的搬动与强迫性活动。②不要盲目复位，以免加重损伤。③禁止将外露伤口骨折断端送回伤口内。④包扎与固定要松紧适宜，不影响血液循环。⑤保持指（趾）外露以便观察血液循环，如发现指（趾）尖苍白或发绀时，可能是固定包扎过紧，应放松重新包扎固定。⑥就地取材，固定规范。可用制式夹板或木棍、竹片、树枝、手杖、报纸等做成的夹板进行骨折固定；夹板不宜与皮肤直接接触，在夹板两端、骨骼突起部、悬空部位应加衬垫；夹板长度与宽度，要与骨折肢体相适合。

二、颅脑外伤

颅脑外伤常见于跌倒（特别是老年人和小孩）、机动车交通事故、斗殴以及运动和娱乐性活动时发生的小事故。在工作场所（如在操作机器时）发生的小事故也会导致颅脑外伤。

（一）临床表现

颅脑外伤按照受损程度可分为轻度颅脑外伤和重度颅脑外伤两种情况。

1. 轻度颅脑外伤　常见症状包括头痛、眩晕感或头晕目眩。有些患者会出现轻度的意识模糊、恶心，儿童更为常见是呕吐。

2. 重度颅脑外伤　与轻度颅脑外伤症状相似，但有时程度更重。如头痛症状，通常表现为在遭受撞击后即开始出现一段时间的意识丧失，一些患者数秒钟就会苏醒，而有些几小时或者几天也不会苏醒。患者苏醒后常出现昏昏欲睡、意识模糊、焦躁不安或焦虑；可伴有呕吐、癫痫发作，或同时发生；患者平衡性和协调性受到影响。患者受损脑组织所处部位不同，其思考能力、情绪控制力，运动、感觉、言语、视觉、听觉及记忆能力都可能受损，甚至导致永久性伤害。

如果患者有颅底骨折，则可能会从鼻孔、耳朵流出清亮的脑脊液或血液，导致脑水肿和颅内压增高。颅内压增高的首发症状包括头痛加重、思维能力受损、意识水平下降和呕吐。患者行为会变得迟钝，瞳孔放大。

（二）颅脑外伤现场初步判断

颅脑外伤按照伤害部位可分为头皮伤、脑损伤、颅骨骨折三种情况。

1. 头皮伤判断 头皮损伤后出血较多，易形成血肿和失血性休克。给予止血包扎即可。

2. 脑损伤判断 脑损伤患者常出现神志不清、两瞳孔大小不对称、剧烈呕吐、抽搐、瘫痪等症状，情况严重应及时送医。

3. 颅骨骨折判断 根据骨折的程度和部位，可有不同的症状和特点：①颅盖骨线状骨折，可出现头皮肿胀、皮下瘀血或头皮挫裂伤等症状；②颅盖骨凹陷性骨折，可累及颅骨凹陷；③颅底骨骨折，可出现眼睑肿胀、瘀血，头枕部及乳突处头皮发绀、压痛或出现鼻孔、耳道流血，甚至流出血性脑脊液等。

（三）现场急救措施

1. 头皮伤处理 明确头部出血部位后先行止血。在血迹最多的地方分开头发仔细察看，找到出血点。用干净毛巾或衣物压住出血点一侧的皮肤或压住伤口四周的皮肤进行止血。止血后用三角巾进行包扎，见图 2-56，具体操作详见第二章第四节。

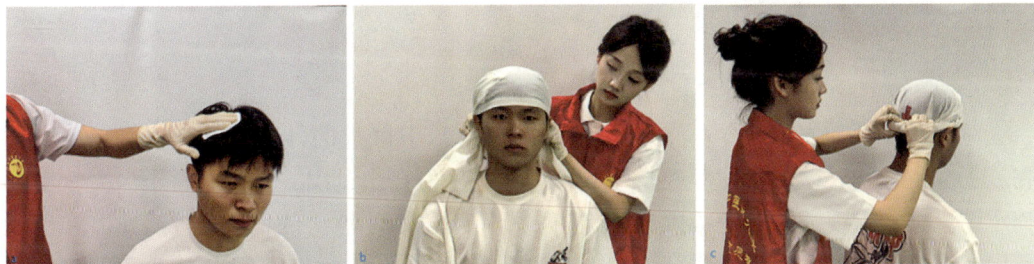

图 2-56 头部止血包扎

2. 严重头皮裂伤出血处理 可采用按压颞浅动脉（俗称太阳穴）、指压耳后动脉及指压枕动脉的方法，以达到有效止血的目的。在未明确是否合并颅内出血之前，尽量不要让患者饮水或者吃食物。因为严重的头部外伤往往会合并颅内出血，随着出血的加重，后期会造成患者持续呕吐，如胃内容物过多，可能会造成患者误吸。

3. 严重颅脑外伤昏迷处理　一定要保持患者身体平躺，头偏向一侧的体位，以防止呕吐物反流至气管造成误吸、窒息等危及患者生命的情况发生。评估患者意识、脉搏及呼吸等，立即拨打 120 急救电话；患者处于昏迷状态时要减少搬动，注意保温，保持呼吸道通畅，必要时心肺复苏，随时关注患者生命体征变化。

（四）现场救护过程注意事项

在现场对颅脑外伤患者进行急救处理过程中，必须注意以下事项：①不可盲目搬动患者，必须搬动时需要多人协助，避免损伤颈椎。②对于异物嵌入头部，切不可随意拔出。③脑外伤不可随意服用止痛药、镇静药，可能会掩盖和加重病情。④当头部外伤后，常发现头颅有凹陷，不可在此处用压迫止血法，以免加重损伤，应尽快送往医院，否则颅骨凹陷会压迫大脑。⑤冷敷只有在头皮起包时才有效，因脑内产生病变时只在表面上冷敷是没有任何作用的。⑥受伤后如果耳鼻流血或见水样的脑脊液流出，应将患者头偏向患侧，不可用纱布、棉花等堵住耳鼻，以免引起感染。

三、胸部外伤

胸外伤可由钝性或穿透性外伤引起。严重的胸外伤包括主动脉破裂、钝性心脏损伤、心包填塞、连枷胸、血胸、气胸、肺挫伤。患者可同时并发血胸和气胸（血气胸）。

骨折亦是常见的伴随症状，包括肋骨及锁骨骨折，也可能会出现胸骨和肩胛骨骨折。食管和横膈膜也可能因胸部创伤而受损。由于膈肌在呼气时可上升至乳头水平，在乳头水平或低于乳头水平的胸部穿透伤也可引起腹腔内损伤。

（一）临床表现

主要症状为疼痛，如胸壁受损疼痛会随呼吸加重，有时会出现气促。常表现为胸部压痛、瘀斑和呼吸窘迫；也可伴有低血压或休克。当患者发生张力性气胸或心包填塞时可见颈静脉怒张。

（二）胸外伤现场初步判断

对于呼吸困难的患者，应在初步检查时考虑以下严重的外伤：气胸、血胸、连枷胸。①发生气胸时，患者胸膜腔与外界相通，空气可自由进出，胸膜腔负压消失，伤侧肺压缩。患者出现气促、呼吸困难和胸痛，严重者出现休克。依气胸的进展速度和程度不同，呼吸困难可为突发或进行性发生。典型体征包括气胸侧触觉语颤消失、叩诊呈过清音、呼吸音减低。气体量大则可使患侧胸部隆起，可见气管移向对侧。同时，张力性气胸还可导致血压降低。②肺、肋间血管或乳内动脉的撕裂伤常引起血胸。血胸也可由穿透性或闭合性创伤导致，出血量可以很少也可以很多。胸腔内迅速积聚超过 1000mL 血液称为大量血胸，患者往往有呼吸困难、呼吸音减低及叩诊浊音，常见休克。③连枷胸是指 ≥ 3 根相邻肋骨的多发性骨折，导致胸壁节段与胸廓其余部分分离，是肺受到损伤的标志。触诊可触及连枷节段的捻发感及不正常的胸壁运动。

（三）现场急救措施及注意事项

胸部受伤轻症如胸壁被擦、受挫或打击，主要是胸壁痛，经过止痛、热敷、服用舒筋活血药等治疗恢复较快；重症诸如发生肋骨骨折，可引起血胸或气胸，导致严重呼吸困难，以至于休克甚至死亡。因而现场要重视对胸部外伤患者伤情的评估并及时正确开展救治。

1.胸部开放伤要立即包扎封闭　胸部外伤最危险的情况是当患者呼吸时伤口有响声即开放性气胸病情的存在，应立即用铝片或塑料片密封伤口，再用胶布固定，不让空气通过。密封时，只要把伤口封严即可，覆盖物不必太大。一时找不到密封用的铝片，可立即用手捂住伤口，让患部向下侧卧，等待专业救援的到来。

2.有明显呼吸困难者，检查发现气管偏于一侧，应考虑对侧有张力性气胸　需要立即在伤侧前胸壁锁骨中线第二肋间穿刺排气，为安全送至医院，可保留穿刺针头，用止血钳固定于胸壁上，并在针头上连接单相引流管或橡胶指套加剪缺口，持续排气。

3.胸部外伤发生骨折　如相连的几根肋骨同时骨折称为浮动骨折（连枷胸）。多根肋骨骨折有明显的胸壁反常呼吸运动时，应用厚敷料或急救包压在伤处，外加胶布绷带固定。此时受伤者一定要患部向下安静地平卧。

需要注意的是，如果胸部骨折只是裂纹，断端未错开，这时可做紧裹胸部处理即可。要是断端呈叉状，就要警惕并防范叉端戳破胸腔，伤及血管导致血胸；伤及肺部导致气胸，进而把心肺压迫向对侧。此时，心肺作为维持生命的重要脏器，都位于胸腔，要尽快做急救处理，如密封伤口等，若患者呼吸停止，则进行人工呼吸，注意保持呼吸道畅通，等待专业救援。

4.胸部外伤　送医院急救时应采取 30° 角的半坐体位，并用衣被将患者上身垫高，有休克者可同时将下肢抬高，切不可头低脚高位。

四、腹部外伤

腹部外伤通常依据损伤部位的结构类型或损伤发生原因进行分类。结构类型包括腹壁、实体脏器（肝、脾、胰腺或肾）、空腔脏器（胃、小肠、结肠、输尿管、膀胱）、血管。

腹部损伤按损伤原因分为钝性伤和穿透伤。①钝性创伤可能包括遭受直接击打、受到物体撞击或突然减速。脾和肝为两个最常见的可能受到损伤的器官，而空腔器官受伤的可能较小。②穿透伤会在物体刺入皮肤时发生。一些穿透伤仅累及皮下脂肪和肌肉，这些穿透伤远没有那些刺入腹腔的穿透伤严重。进入腹腔的枪伤几乎总能造成严重损伤，但进入腹腔的刺伤不总是损伤器官或血管。有些穿透伤损可同时涉及胸腔和上腹部（如一个朝下的下胸部刺伤能够穿过膈胸膜，直抵胃、脾或肝）。

腹部损伤若只伤及腹壁则为轻伤，若合并内脏伤则伤情十分严重。

（一）临床表现

患者通常会有腹痛或压痛。损伤引起的疼痛有时会放射至左肩。小肠撕裂伤的疼痛最开始很轻，但是会不断恶化。肾损伤或膀胱损伤的人可能会有血尿。大量失血的人可能有休克体征，其腹部由于过度出血而会出现膨胀。钝性创伤能造成瘀伤。

（二）腹部外伤现场初步判断

闭合性腹部损伤多由钝性暴力所致，以交通事故居多。闭合性腹部由于损伤的原因及病情不一致使腹部损伤后患者症状各不相同。轻者为单纯腹壁伤，可见局部瘀斑，表现为局部的胀痛或压痛；重者伤及内脏，患者可表现出腹膜内出血或腹膜炎征象，然而有些患者可表现为无明显症状但病情十分凶险。

（三）现场急救措施及注意事项

对闭合性腹部损伤患者现场急救应首先判断其有无内脏损伤，迅速进行全面且重点的生命体征检测和体格检查。对于血压进行性降低、面色苍白、呼吸急促甚至出现休克等病情危重患者，应在了解病史及体格检查的同时采取及时、适当的处理，以降低死亡风险。

1. 帮助患者采取一个舒适的姿势，通常取平躺位，屈膝可以减少腹部的张力。

2. 通过加压止血方式控制任何外部出血。

3. 如果肠管溢出，不要试图将其推回腹部；用干净的湿敷料盖住并进行包扎，见图 2-57。

4. 安抚患者并监测他们的呼吸、循环和反应水平，及时观测是否有休克征象。

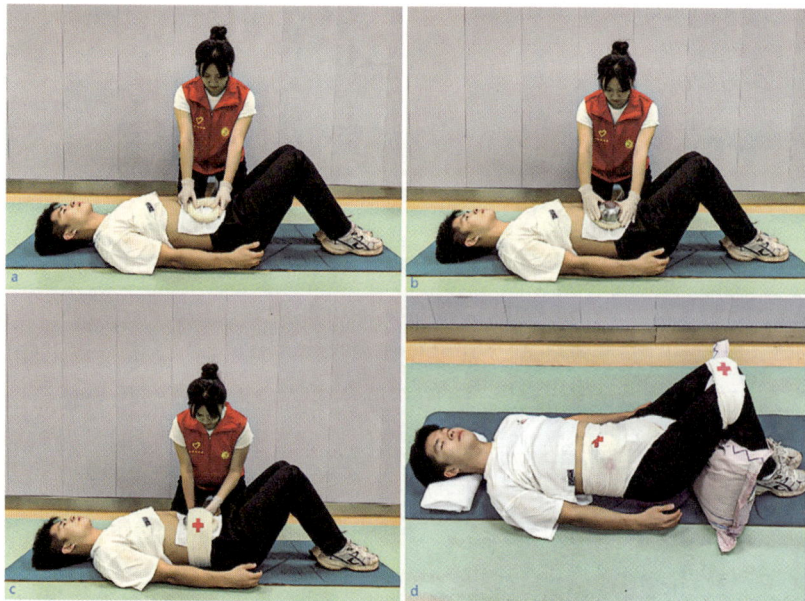

图 2-57　肠管溢出现场处理

五、脊柱外伤

脊柱外伤可引起脊髓或椎骨损伤，或两者同时发生，有时可累及神经。机动车事故、摔倒、暴力、运动损伤是导致脊柱外伤的常见原因。

当钝性力量作用于椎骨、韧带或椎间盘，引起脊髓组织擦伤、挤压或撕裂，以及发生贯通伤时可发生脊髓损伤；同时，也可导致血管损伤而造成局部缺血或血肿（典型的是硬膜外血肿）。所有形式的损伤都能引起脊髓水肿，从而导致进一步的脊髓缺血和缺氧。

不稳定性脊椎损伤是指椎骨和（或）韧带的完整性被完全破坏而能自由移动，压迫脊髓或脊髓血供导致明显疼痛及神经功能的恶化，这种脊椎移动常在移动患者时被发现。稳定性脊椎骨折能够抵抗这样的移动。

特殊的脊椎损伤因为创伤发生机制不同而有所差别。旋转性损伤能导致单侧小关节错位；伸展性损伤常导致后椎弓骨折；挤压性损伤导致椎体的粉碎性骨折等。

马尾损伤：脊髓的下尖端（髓圆锥）通常位于或高于L1椎体的水平，脊神经在这个水平以下形成马尾。这个水平以下的脊神经损伤属于最轻微的脊髓损伤，特别是脊髓圆锥综合征。

（一）临床表现

根据脊髓损伤部位不同，临床表现也各异，主要表现如下。

1. 脊髓半切综合征 起因于单侧脊髓半切性损伤。患者表现为同侧痉挛性瘫痪，损伤部位以下的位置觉丧失，对侧痛温觉丧失。

2. 脊髓前角综合征 起因于脊髓前索或脊髓前动脉的直接损伤。患者损伤平面以下双侧运动及痛觉丧失，脊髓后索功能（震动觉及本体感觉）存在。

3. 脊髓中央综合征 通常发生于过度性伸展损伤后颈椎管狭窄（先天性或退行性）的患者。上肢运动功能损伤较下肢严重。如果后索受累，位置觉、震动觉和浅触觉丧失。如果脊髓丘脑束受累，痛觉、温度觉、浅深触觉丧失。创伤导致的脊髓内出血常压迫脊髓中央灰质引起下运动神经元受损的体征（肌无力和萎缩、肌束震颤、上肢腱反射减弱），这些损害通常是永久性的。通常是近端肌表现为无力伴有选择性痛觉和温度觉障碍。

4. 马尾损伤表现 运动或感觉丧失，或两者兼有，通常是部分丧失，发生在远端腿。感觉症状通常是双侧的，但非对称性的，对一侧的影响大于另一侧。会阴部感觉减弱（鞍区麻木）。肠道和膀胱功能障碍，表现为大小便失禁或尿潴留。男性可能存在勃起功能障碍，女性存在性反应减弱。肛门括约肌松弛，球海绵体肌和肛门反射异常。这些表现和脊髓圆锥综合征相似。

（二）脊柱外伤现场初步判断

对于脊柱外伤的判断要从以下几个方面做综合衡量。

1. 受伤机制　了解患者是如何受伤的，如高处坠落、车祸、运动伤害或重物压砸。这些情况通常会伴随脊柱受伤的高风险。患者头部受到剧烈撞击，亦可伴随脊柱损伤。

2. 自觉症状　①患者可能会感到背部或颈部的剧烈疼痛，特别是在脊柱区域。②四肢或躯干部分出现麻木、刺痛或"电击"感可能是脊髓损伤的表现。③患者可能感到四肢无力，甚至不能移动肢体。

3. 外部体征　患者躯体出现异常姿势或变形时观察脊柱的弯曲或不正常的扭曲，这可能是脊柱骨折或脱位的表现。患者脊柱周围的肿胀、瘀血或明显的伤痕提示可能有外伤。如果伤害涉及颈椎，可能会影响呼吸，表现为呼吸困难或不规则。

4. 神经系统表现　①感觉丧失：伤者可能有触觉、温度或疼痛感觉丧失，四肢尤为明显。②反射异常：四肢的反射可能异常，需注意膝跳反射或踝反射等是否正常。③大小便失禁：脊髓损伤可能导致自主神经功能紊乱，表现为大小便失控。

5. 意识状态　脊柱损伤可能伴随头部外伤，导致患者意识混乱、昏迷或其他意识状态改变。

（三）现场急救措施及注意事项

对脊柱外伤患者进行合理的现场急救措施尤其重要，不正确的急救方法可导致患者损伤加重。在进行常规的现场急救处理时，以下几点应予以注意。

1. 损伤的颈椎在未作处理之前不宜随意转动或搬动，直到采用支架固定或临时固定器材固定后，方可搬动患者。凡怀疑有颈椎、脊髓损伤者，一般按照有损伤处理。

2. 搬动病员时至少需要三个人，动作要轻、稳、准并协调一致，要平抬平放，切不可扭曲或转动患者颈椎。

3. 应用无弹性担架，并保持头略低位，防止过伸或过屈位。

4. 输送途中应密切观察患者全身状况并保持呼吸道通畅，注意保暖和静脉输液。

六、锐器外伤

锐器外伤常涉及尖锐或锋利物体对皮肤、软组织甚至内部器官的直接损伤。常见于意外事故、暴力伤害事件或在工业或建筑环境中，使用的切割机、锯子、钻头等工具可能导致意外的锐器外伤。

（一）临床表现

锐器损伤导致血管撕裂出现外出血易被发现，但内出血主要表现为器官挫裂伤、血肿或血液进入体内其他空腔（腹腔，胸腔）。

出血量不多（< 10% 血容量）时大部分患者能耐受，大量出血会引起进行性血压下降和休克，最终导致细胞功能异常，脏器功能衰竭，甚至死亡。失血性休克和脑损伤可引起患者短期内死亡（数小时内）；而因长时间休克引起的多器官功能障碍综合征可导致患者短期内死亡（伤后 14 天内），外伤后机体屏障功能破坏和免疫系统紊乱导致的感染亦是短期死亡的原因之一。

（二）锐器外伤现场初步判断

锐器伤常见有刺伤和刀伤。①如若判断为刺伤，首先应该看有无刺入物，若有刺入物就要设法挑出，方法是双手捏紧伤处，用火烧过或乙醇消毒过的针拨开皮肤，挑出刺入物。②如若为刀伤，尤其是手部刀伤，会引起出血甚至手部完全断裂，要按外伤紧急处理，出血多时，先用力压迫手腕两侧的桡动脉和尺动脉以减少出血，然后进行包扎。包扎时要稍用力以达到止血目的，即加压包扎。为了预防感染，伤口处最好涂以红汞，包扎的纱布应该是消毒的，可使用餐前擦手用的消毒卫生巾。一般情况下，手部小伤4～5天会愈合，若肿胀不退或化脓，应到医院诊治。

（三）现场急救措施及注意事项

锐器外伤的现场急救措施对于减少出血、预防感染及防止进一步损伤至关重要。需在进行常规的现场急救处理时，注意以下几点。

1. 确保现场安全 移除或避开危险物品，避免进一步伤害。例如，移开或固定锋利物体，防止他人受伤。

2. 保护自身安全 急救者在接触伤者血液或体液时，应佩戴手套或使用其他防护措施。

3. 控制出血 若伤口处无异物，可以直接进行止血操作。

4. 保护伤口 在止血后，用无菌敷料或干净的布覆盖伤口。如果锐器（如刀、钉子）仍留在体内，切勿尝试拔出，应该固定异物并进行包扎（图2-58），防止其移动造成二次伤害，然后立即送医。

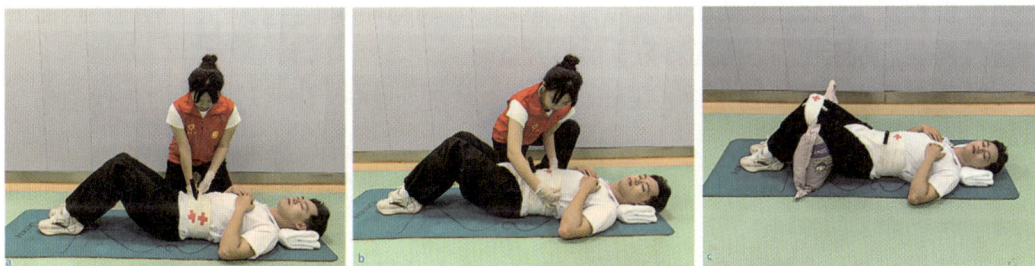

图 2-58 腹部伤口有异物现场处理

5. 监测患者状态 观察生命体征，监测患者的呼吸、脉搏和意识状态。如果出现意识丧失、呼吸困难或休克迹象应立即进行必要的急救措施（如心肺复苏）。让伤者平躺，抬高双腿（除非有脊柱损伤的可能性），保持温暖，避免进一步的损伤。

6. 预防感染 保持伤口清洁，避免接触污物或不洁物品，以减少感染风险。不要直接用手触摸伤口。即使出血不严重，也应尽早到医院接受进一步处理。

第三章　常见急症现场急救与处理

因各种急危重症，如急性心肌梗死、严重心律失常、脑出血、急性脑卒中等，可能会导致患者突发呼吸、心搏骤停，现场急救人员应掌握正确的处置流程和方法，在呼救并等待专业医疗队伍前来救治的同时，抓住"黄金时机"科学规范应对。

第一节　急症概述

急症是指突然发生的、病情严重且需要立即进行医疗干预的疾病或伤害。这类病症若不及时处理，可能迅速恶化，危及患者的生命。急症涵盖了从轻微创伤到严重心搏骤停的各种情况，要求现场急救人员具备迅速判断、紧急处理和及时转运患者的能力。

一、急症产生原因

急症的产生原因主要包括以下几个方面。

1. 年龄因素　随着年龄增长，人体器官功能逐渐衰退，容易出现心力衰竭等急性病症。

2. 慢性疾病恶化　长期患有慢性病的患者，在药物控制不当或病情进展时，可能突发急性病症，如慢性心力衰竭转为急性心力衰竭。

3. 外部因素　如交通事故、工伤、地震、火灾、触电、溺水等导致的急性创伤和中毒。

4. 不良生活习惯　长期的不良生活习惯，如熬夜、饮食不规律、运动不当等，可能诱发急性病症，如猝死。

5. 药物或化学物质中毒　误服、过量服用有毒物质或药物，以及接触有害化学物质，均可能导致急性中毒。

二、急症的分类

急症可以根据病情的严重程度和性质主要分为两类。

1. 一般急症　包括发热、眩晕、呕吐、腹泻、鼻出血、尿血等，虽然不直接威胁生命，但也需要及时医疗处理以缓解症状，防止病情恶化。

2. 危重急症　涉及休克、多发创伤、心血管系统急症（如急性心肌梗死、急性心力衰竭）、呼吸系统急症（如大咯血、哮喘持续状态）、消化系统急症（如上、下消化道大出血、肝性昏迷）、神经系统急症（如急性脑血管意外、癫痫持续状态）及昏迷、抽搐、严重过敏反应、急性中毒等。这些病症需要立即进行高级生命支持，以挽救患者生命。

三、急症的危害

急症对患者及其家庭乃至社会的影响是深远的，主要体现在以下三个方面。

1. 生命安全威胁 急症可能直接导致患者生命垂危，需要紧急救治以挽救生命。即使救治成功，急症也可能对患者的身体造成不同程度的损害，影响日后的生活质量。

2. 心理影响 患者及其家属在经历急症事件后，可能产生恐惧、焦虑、抑郁等心理问题，需要心理干预和支持。

3. 经济负担 急症的治疗和康复往往需要高昂的医疗费用，给患者家庭带来沉重的经济负担。

四、急症现场救治的程序与措施

针对急症，现场急救与处理至关重要。基本救治程序和措施如下。

1. 迅速判断病情 根据患者的症状、体征和病史，迅速判断病情的严重程度和可能的病因。

2. 保持呼吸道通畅 对于昏迷或意识不清的患者，应立即清除呼吸道分泌物和异物，保持呼吸道通畅。

3. 心肺复苏 对于心跳呼吸停止的患者，应立即进行心肺复苏术，包括胸外按压和人工呼吸。

4. 止血包扎 对于外伤出血的患者，应立即采取止血措施，并进行包扎固定，以减少出血量和防止感染。

5. 转运就医 在初步处理后，应尽快将患者转运至医疗机构进一步救治。

6. 心理安抚 在急救过程中，应注意安抚患者及其家属的情绪，减轻其恐惧和焦虑。

第二节 常见心脏病发作急救与自救

心脏病是一类影响心脏结构或功能的疾病，包括冠状动脉疾病、心律失常、心肌病等。当心脏病急性发作时，如心悸、冠心病、心绞痛、心肌梗死等，往往伴随着严重的生命威胁，属危重的心血管系统急症，需要立即进行急救与自救。

一、心悸

心悸是一种自觉心脏跳动的不适或心慌感，通常表现为心脏跳动增强、加快、不规则等，即心率异常或心跳节律不正常，并可能伴有心前区不适感。患者常用"心乱""心脏停搏感""心慌"等言语来形容。当心脏收缩过强、心动过速、心动过缓或其他心律失常时，患者均可感觉到心悸。除上述因素外，该症状还与精神因素、过量饮酒和咖啡有关。心悸是临床上众多疾病的一个共同表现，也可能是正常的生理反应。

（一）心悸的病因

导致心悸的因素有多样，具体可分为病理性和生理性因素。

1. 病理性因素　①心律失常：如房性早搏、室性早搏、窦性心动过速、窦性心动过缓、心律不齐等。②心脏疾病：如心肌缺血、主动脉瓣关闭异常、二尖瓣反流、三尖瓣关闭不全、心肌炎、心包炎等。③内分泌疾病：如甲状腺功能亢进（甲亢）、甲状腺功能减退（甲减）、更年期综合征等，这些疾病可能影响心肌的能量代谢，从而引发心悸。④自主神经功能失调：主要是心脏神经官能症，可在焦虑、紧张时，出现明显心悸症状，但检查却无明显的器质性病变征象。⑤药物因素：使用肾上腺素、降压药、止喘药物或药物过敏等，也有可能引发心悸。

2. 生理性因素　如剧烈运动、情绪激动、精神紧张、吸烟、饮酒、饮浓茶和咖啡等，都可能引起心悸。这些因素导致的心悸一般是一过性的，休息后即可缓解。

（二）心悸的临床表现

1. 心跳增强　患者自觉心跳快而强，不能自主。有时可伴有心脏下沉感或撞击感。

2. 心前区不适感　可能伴有心前区疼痛、胸闷、气短等症状。

3. 其他症状　如头晕、烦躁不安、失眠、记忆力下降等。通常与失眠、健忘、眩晕、耳鸣等症状并存。

（三）心悸的现场急救原则及措施

1. 保持镇静与观察　①保持环境安静：首先，确保患者所处的环境安静，避免嘈杂和刺激，以减少患者的紧张和焦虑情绪。②观察症状：观察患者的心悸症状，如心跳加快、加强或不规则等，同时注意是否有伴随症状，如胸闷、气短、头晕、出汗等。

2. 评估病情　①测量生命体征：如果条件允许，可以为患者测量血压、心率和呼吸频率等生命体征，以评估病情的严重程度。②判断意识状态：观察患者的意识状态，判断其是否清醒，能否正常交流。

3. 去除诱因　①停止活动：如果患者正在进行剧烈运动或情绪激动，应立即停止活动，并让患者坐下或躺下休息。②调整呼吸：引导患者缓慢而深长地呼吸，可做Valsalva 动作（即深呼吸后屏气用力呼气），有助于放松身心，减轻心悸症状。

4. 紧急处理措施

（1）催吐法（慎用）　当患者意识清醒且心率过快（如大于 150 次 / 分），且血压在正常范围内时，可尝试催吐法。但此方法需谨慎使用，并应在专业人员指导下进行。操作方法：用干净长勺或筷子轻轻压其舌根，诱发患者呕吐。但需注意避免造成患者窒息或损伤。

（2）心肺复苏术（CPR）　如果患者出现意识丧失、呼吸及心跳停止等严重情况，应立即进行心肺复苏术。

（3）中医穴位按摩法　患者一旦出现典型心跳增强、心前区不适感或其他症状，无论意识清醒与否均可尝试使用。操作方法：选取常用穴位内关穴、神门、膻中等，若是专业中医师可辨证选穴；轻柔而有力地按压上述所选穴位，每次 1～2 分钟，密切关注患者揉按反应，若患者意识清醒，以患者感到酸胀感为宜；按摩时保持呼吸平稳，避免过度用力或憋气。

（四）现场救护过程注意事项

1. 就医检查 无论心悸是由何种原因引起的、心悸症状是否缓解，都应建议患者及时就医检查，以明确病因并接受专业治疗。就医时，向医生详细描述心悸的发作情况、持续时间、伴随症状及任何可能的诱因或既往病史等信息，以便医生做出准确的诊断和治疗方案。

2. 避免擅自用药 在不明病因的情况下，切勿擅自给患者服用任何药物，以免加重病情或造成其他不良后果。

3. 保持通信畅通 在等待急救人员到来的过程中，确保通信设备畅通无阻，以便随时与急救中心保持联系。

综上所述，心悸的现场急救处理措施需要综合考虑患者的具体情况和症状的严重程度。在紧急情况下，保持镇静、评估病情、去除诱因、采取紧急处理措施并及时就医是关键。

二、心绞痛

冠状动脉粥样硬化性心脏病简称冠心病，也称为缺血性心脏病，主要是心脏的冠状动脉发生了粥样硬化。冠状动脉是给心脏供血的血管，如果出现了粥样硬化斑块，容易发生狭窄或堵塞，随时可能引起心脏供血不足，导致心绞痛、心肌梗死甚至心搏骤停，最终导致死亡。

冠心病是现代社会死亡风险较高的一种疾病，80% 的心脏猝死是由冠心病引起的。在欧美极为常见，我国近年来发病率也急剧上升，目前已较 20 世纪 50 年代增加了 15倍。冠心病多见于 40 岁以上中老年人，但近年来也有年轻化趋势，其中遗传、吸烟、血脂异常、高血压、糖尿病、肥胖、缺乏锻炼及高蛋白、高动物脂肪、高胆固醇、高盐饮食方式都是导致冠心病发病的因素。

WHO 将冠心病分为五大类：无症状性心肌缺血（隐匿性冠心病）、心绞痛、心肌梗死、缺血性心脏病和猝死。心绞痛是因冠状动脉狭窄所致心肌缺血引起的一种临床综合征，也称缺血性心肌病。它主要表现为心肌急剧的、暂时性缺血、缺氧所造成的症状。

（一）心绞痛的病因

心绞痛的病因主要包括冠状动脉粥样硬化、血栓形成和冠状动脉痉挛等。这些因素导致冠状动脉管腔狭窄或闭塞，进而引起心肌缺血。常见的危险因素包括高血压、高血脂、超重、肥胖、糖尿病、不良的生活方式（如吸烟、喝酒、不合理的膳食等）、社会心理因素、性别、年龄、家族史及感染等。

（二）心绞痛的临床表现

心绞痛的主要症状是胸痛，常描述为胸闷、刺痛或压榨样感觉，常伴随出冷汗、气喘、恶心等症状。疼痛一般位于胸骨中下段正中或心前区，可放射至左肩、左臂内侧至无名指和小指，也可放射至颈、咽或下颌部。疼痛多呈阵发性，持续时间为数分钟，休息或服用硝酸酯类药物后可缓解。

根据病情的严重程度，心绞痛可分为稳定型心绞痛和不稳定型心绞痛。稳定型心绞痛多在劳力、上楼、爬坡等情况下诱发；而不稳定型心绞痛则表现为发作频率增加、程度加重、持续时间延长，甚至在休息时也会出现心绞痛。

（三）心绞痛的现场急救原则及措施

1. 立即停止活动并休息　当心绞痛发作时，患者应立即停止当前的一切活动，无论是体力劳动还是精神活动，以减轻心脏的负荷和耗氧量。找一个安全的地方坐下或躺下，尽量保持平静，避免情绪激动和紧张，这有助于减少心肌的耗氧，从而缓解心绞痛的症状。

2. 保持呼吸道通畅　确保患者的呼吸道没有被任何异物堵塞，解开衣领、领带和腰带等可能限制呼吸的衣物。如果患者有痰液或其他分泌物，应帮助其清除，以保持呼吸道的畅通。

3. 吸氧治疗　如果条件允许，可以给予患者吸氧治疗。吸氧有助于增加血液中的氧含量，从而改善心肌的缺氧状态，有助于缓解心绞痛的症状。这通常需要在医院或急救车上进行，但如果有便携式氧气瓶等设备，也可以在家中或现场进行。

4. 药物治疗

（1）硝酸甘油　如果患者随身携带了硝酸甘油或速效救心丸等急救药物，应立即让患者舌下含服。这些药物能够迅速扩张冠状动脉，增加心肌的血液供应，从而缓解心绞痛的症状。硝酸甘油通常建议舌下含服一片（0.5mg），若五分钟内症状未缓解，可重复使用一次，但一般不超过三次。速效救心丸的用量则根据具体药物说明使用。需要注意的是，如果患者血压过低（如低于 90/60mmHg）或怀疑有心肌梗死等严重情况，应避免使用硝酸甘油，以免加重病情。

（2）速效中成药　立即让患者舌下含服冠心苏合丸或复方丹参滴丸等中成药。这些药物具有活血化瘀、理气止痛的功效，能够迅速缓解心绞痛的症状。需要注意的是，这些药物应随身携带，以备不时之需。

5. 中医针刺推拿急救

（1）针刺穴位　在缺乏药物或医疗设备的情况下，可以尝试针刺急救。常用的穴位包括人中、合谷、内关等。针刺这些穴位可以刺激经络，促进血液循环，缓解心绞痛的症状。但需要注意的是，针刺应由专业人员进行操作，以避免不必要的风险。

（2）推拿按摩　①按压至阳穴：在心绞痛急性发作时，可以按压患者背部的至阳穴。该穴位于第七胸椎棘突下凹陷处，按压时采用一重一轻的方法，使患者感到酸痛不能忍受为度，持续按压约 10 分钟。此外，还可以依次按压患者的膻中、间使、关元等穴位，每个穴位按压 10 分钟。通过对这些穴位的按压，可以改善冠脉循环和左心功能，从而缓解心绞痛的症状。②按摩胸部：轻轻按摩膻中及周围区域，采用柔和的手法，缓解胸部憋闷感，促进局部气血流通。

6. 监测病情　在等待医护人员到达的过程中，家属或旁观者应密切观察患者的病情变化，包括疼痛的程度、持续时间及是否伴有其他症状，如恶心、呕吐、呼吸困难、出冷汗等，这些症状可能提示患者的病情正在加重或出现了其他并发症。

（四）现场救护过程注意事项

1. 在急救过程中，应避免给患者喂食任何食物或饮料，以免加重心脏负担或引起误吸。

2. 如果患者平时有高血压、糖尿病等慢性疾病，在急救过程中应特别注意监测这些指标的变化，并根据医嘱进行相应的处理。

3. 在医护人员到达之前，家属或旁观者应尽量保持冷静和镇定，避免给患者带来额外的心理负担和压力。

（五）避免诱发因素

在日常生活中，患者和家属应了解心绞痛的诱发因素，并尽量避免这些因素的发生。常见的诱发因素包括过度劳累、情绪激动、寒冷刺激、饱餐等。

三、心肌梗死

心肌梗死是指在冠状动脉病变的基础上，发生冠状动脉血供急剧减少或中断，引起相应的心肌严重而持久的急性缺血性坏死。心肌梗死不同于心绞痛，是心肌的缺血性坏死，为冠心病的最严重类型，近年来发病率逐年上升，死亡率极高。流行病学调查显示，全球每年有 1700 万人死于心血管疾病，其中一半以上死于急性心肌梗死，我国每年约有 54 万人死于心肌梗死。

（一）心肌梗死的病因

心肌梗死的病因与冠心病心绞痛相似，主要由于冠状动脉粥样硬化、血栓形成等因素致冠状动脉管腔狭窄或闭塞。此外，过度疲劳、情绪激动、暴饮暴食、大手术后或大出血休克等也是心肌梗死的常见诱因。

（二）心肌梗死的临床表现

心肌梗死是一种严重的心血管疾病，其症状和特征的临床表现多种多样，主要包括以下几个方面。

1. 疼痛　①疼痛部位：心肌梗死引起的疼痛通常位于胸骨后或心前区，但也可能放射至其他部位，如左肩、左臂内侧、颈部、下颌或上腹部。②疼痛性质：疼痛多为压榨性、闷痛或钝痛，且程度较重，患者常描述为难以忍受的剧烈疼痛。③持续时间：疼痛持续时间较长，可持续数分钟至数小时，甚至更长，最长可达到数小时或者 1～2 天。④伴随症状：疼痛发作时常伴有烦躁不安、出汗、恐惧、濒死感等情绪反应。

2. 全身症状 心肌梗死患者可能出现发热症状，这是由于心肌坏死后吸收热所致。患者常伴有心动过速、血压下降等生命体征变化。

3. 胃肠道症状 部分心肌梗死患者可能出现恶心、呕吐、上腹胀痛、肠胀气、呃逆等胃肠道症状，尤其是下壁心肌梗死患者更为常见。

4. 心律失常 心肌梗死患者常出现心律失常，如室性期前收缩、室性心动过速、房室传导阻滞等。心律失常可进一步加重心肌缺血和心功能不全。

5. 低血压和休克 心肌梗死严重时，患者可能出现低血压和休克症状，表现为烦躁不安、面色苍白、皮肤湿冷、脉细而快、大汗淋漓、尿量减少、神志迟钝甚至晕厥等。

6. 心力衰竭 心肌梗死可能导致心力衰竭，尤其是急性左心衰竭。患者表现为呼吸困难、咳嗽、发绀、烦躁等症状，严重者可出现肺水肿或右心衰竭的表现，如颈静脉怒张、肝肿大和水肿等。

7. 其他不典型症状 部分心肌梗死患者可能不出现典型的胸痛症状，而表现为下颌骨、咽喉部疼痛紧缩感，或上腹部疼痛等不典型症状。这些症状可能导致误诊或漏诊。

8. 特征性的临床表现 突发性、剧烈而持久的胸骨后疼痛，常伴有烦躁不安、出汗、恐惧和濒死感；疼痛可放射至左肩、左臂内侧至无名指和小指，也可放射至颈部、下颌或上腹部；且休息或含服硝酸甘油等常规治疗措施无法有效缓解是心肌梗死的典型症状。

患者的心电图和心肌酶谱检查常出现异常改变，如 ST 段抬高、T 波倒置及心肌酶谱的特异性升高等。

心肌梗死的临床表现具有多样性和复杂性，不同患者之间的症状可能有所不同。在出现疑似心肌梗死的症状时，应尽快就医并接受专业诊断和治疗。

（三）心肌梗死的现场急救原则及措施

心肌梗死的现场急救是至关重要的，而急性心肌梗死多发生在院外，首先应停止活动，消除发作诱因，如果休息不能缓解，要立即服用硝酸甘油等药物。对于院外发生的急性心肌梗死，早期识别及实施心肺复苏对患者至关重要。

1. 识别心肌梗死症状 依据前述心肌梗死的典型症状做出初步判断。一旦观察到这些症状，应立即怀疑是心肌梗死，并迅速采取急救措施。

2. 呼救 立即拨打急救电话并准确描述患者的症状和所处位置，同时，保持电话畅通，以便急救人员随时询问情况。

3. 保持患者安静并休息 在等待急救人员到来的过程中，应让患者保持安静，立即让患者保持平卧位或半卧位，以减少心脏负担和缓解呼吸困难，并尽量减少活动。如果患者能够坐起，可以让其坐在椅子上，保持双腿稍抬高，以减轻心脏负担。如果患者已经昏迷或无法自理，应小心地将其平放在地上，避免移动或摇动身体。

4. 给予初步救治　在医护人员到达之前，如果条件允许，可以采取以下初步救治措施。

（1）吸氧　如果患者出现呼吸困难或口唇发紫等症状，说明他可能存在缺氧。此时，如果有氧气设备可用，应及时给患者吸氧，以提高血氧饱和度，缓解症状。

（2）药物处理　如果患者手边有硝酸甘油等急救药物，且没有明确的禁忌证（如低血压、心动过缓等），可以遵医嘱给他舌下含服。硝酸甘油有助于扩张冠状动脉，增加心肌供血，缓解心绞痛症状。但需要注意的是，这并不能根治心肌梗死，只能作为缓解症状的临时措施。

（3）心肺复苏　如果患者突然出现心搏骤停或呼吸停止等紧急情况，应立即进行心肺复苏。

（4）中医针灸急救　由专业医生在特定穴位上进行刺激，如内关穴、足三里穴等。针灸可以直接刺激穴位，调节气血流通，缓解胸闷、胸痛等不适症状。针灸疗法必须由专业医生进行，避免自行操作或选择非专业机构。在治疗过程中，患者应保持放松状态，以便医生更好地进行针灸操作。

（四）现场救护过程注意事项

心肌梗死是一种严重的疾病，其救治需要专业的医疗设备和人员支持。因此，在急救过程中应尽可能减少移动和转运患者的次数和时间，以避免加重其病情或增加救治难度。

第三节　其他常见急症急救与自救

急症根据轻重程度分为包括发热、眩晕、呕吐、腹泻、鼻出血、尿血在内的一般急症，以及前文所述心绞痛、心肌梗死等心血管系统与其他多系统危重急症。本节主要阐述日常生活中常见糖尿病、脑卒中、癫痫、高热、哮喘、咯血、鼻出血、呃逆、呕血、休克等急症的导致原因、临床表现、现场救护和防范措施。

一、糖尿病急症

糖尿病是指由多种病因引起的以慢性高血糖为特征的代谢性疾病，是胰岛素分泌或作用缺陷导致的，临床以"三多一少"即多饮、多食、多尿、体重下降为典型症状，伴皮肤瘙痒、肢体麻木、痛觉过敏、视力下降、腹泻、便秘、伤口不易愈合等其他症状。糖尿病的进展通常伴随急慢性并发症，糖尿病患者常伴有脂肪、蛋白质代谢异常，长期高血糖可引起多种器官损害或衰竭，尤其是眼、心血管、肾、神经系统等。

糖尿病急症属糖尿病急性并发症，主要包括糖尿病酮症酸中毒、高血糖高渗状态、低血糖症等，这些状况均是由于糖尿病患者血糖控制不佳，在其他感染、中断治疗应激、酗酒等因素的共同作用下出现以高血糖、酮症酸中毒为主要表现的严重代谢紊乱综合征，是糖尿病急性死亡的主要原因。

（一）糖尿病急症的病因

1. 胰岛素分泌不足或作用减弱　是糖尿病急症发生的最根本原因。胰岛素是调节血糖的重要激素，其分泌不足或作用减弱会导致血糖升高，进而引发一系列代谢紊乱。

2. 应激因素　如严重创伤、感染、手术、疼痛及心脑血管急性疾病等，这些因素会加重胰岛素分泌不足的情况，从而诱发糖尿病急症。

3. 饮食因素　短期内进食过多富含单糖的食物，如可乐、甜点、大量高含糖量水果等，会导致血糖急剧升高，增加糖尿病急症的风险。

4. 药物因素　如短期内应用过量的糖皮质激素等，这些药物会影响胰岛素的分泌作用，导致血糖升高。

（二）糖尿病急症的临床表现

1. 糖尿病酮症酸中毒　糖尿病患者在治疗或饮食不规律，以及受到创伤或感染等诱因的情况下容易发生。其临床表现如下。

（1）神志状态有明显个体差异　早期感觉头晕、头痛，精神萎靡，逐渐出现嗜睡、烦躁、迟钝、腱反射消失，甚至昏迷。经常出现病理反射。

（2）糖尿病症状加重　烦渴，尿量增多，疲倦乏力等，但无明显多食。

（3）消化系统症状　食欲不振，恶心、呕吐，饮水后也可出现呕吐。

（4）呼吸系统症状　酸中毒时呼吸深而快，呈快而深大呼吸（kussmaul 呼吸）。动脉血 pH < 7.0 时，由于呼吸中枢麻痹和肌无力，呼吸渐浅而缓慢。呼出气体中可能有丙酮味（烂苹果味）。

（5）腹痛　广泛剧烈腹痛，腹肌紧张，偶有反跳痛，常被误诊为急腹症。

2. 高血糖高渗状态　起病隐袭，相对缓慢。先表现为烦渴、多饮、多尿、疲倦乏力、头痛、嗜睡，持续数日，逐渐出现以神经系统症状为突出的表现。主要为定向障碍、幻觉、单一的脑神经损害、局限性癫痫或全身性癫痫、单瘫或偏瘫，最终导致昏迷。明显的失水为本症的特征表现。严重病例失水可达体重的 15%，表现为皮肤干燥、弹性降低、眼眶凹陷、眼压降低、口唇干燥、脉搏细速、血压下降。

3. 低血糖症　低血糖症的临床表现缺乏特异性，个体间差异很大，可归纳为两方面。①自主（交感）神经兴奋表现：出汗、颤抖、心悸、焦虑、紧张、饥饿感、软弱无力、面色苍白、四肢发冷、脉搏增快等。②脑功能障碍表现：初期表现为精神不集中，思维和言语迟钝，头晕、嗜睡、视物不清、步态不稳，可有幻觉、躁动、易怒、行为怪异等精神症状，严重时有强直性惊厥、锥体束征阳性及昏迷。

（三）糖尿病急症的现场急救与应对

1. 置患者于安静平卧位，停止运动，避免加重身体负担。注意观察意识、循环和呼吸，保持气道通畅。

2. 对有糖尿病病史的患者出现糖尿病急症时，应该测试血糖水平。受过培训的救护员可以检查其血糖水平。

3. 糖尿病急症患者当无法判断急症是否因为低或高血糖症时，都必须鼓励他们进食甜食或糖水。服用量推荐 20g 葡萄糖，最好使用口服葡萄糖片；如没有药品，可以用一些含糖饮料如葡萄糖凝胶、橙汁（340g 或 1/3L）或蔗糖颗粒（20g）代替。意识不清者不可喂服糖水。

4. 拨打急救电话，迅速护送至医院抢救。

5. 中医穴位按摩：①按压内关穴：位于前臂掌侧，腕横纹上 2 寸，掌长肌腱与桡侧腕屈肌腱之间。按摩此穴有助于缓解心悸、胸闷等症状，对于糖尿病患者可能出现的低血糖反应或心脏不适有一定的辅助缓解作用。②按压人中穴：位于鼻子下方、嘴唇上方的水沟处。当患者出现意识模糊或昏迷时，用力掐按人中穴可刺激患者苏醒。

（四）现场救护过程注意事项

1. 高血糖症是逐渐演变的，它可能在一个较长的时间没有症状，但低血糖症通常是具有突发和威胁生命的典型症状，如饥饿、头痛、焦虑、震颤、精神病行为、意识丧失、痉挛等，识别低血糖症最重要，必须迅速治疗。

2. 有意识的患者在救护员帮助下进行自我治疗。如开始出现烦躁不安或无意识，进食或喝水可能导致吸入性肺炎等危险，应当禁止自我治疗。

3. 中医急救措施在糖尿病的现场急救中主要起辅助作用，不能替代现代医学的紧急救治手段，在进行中医急救时，应确保操作安全有效，避免对患者造成二次伤害。同时，应根据患者的具体情况和病情严重程度选择合适的急救方法。

二、脑卒中（中风）

脑卒中俗称中风，是指突然发生的脑血管病变导致的脑组织损害，进而引起的一系列临床综合征。它分为缺血性脑卒中和出血性脑卒中两种类型。缺血性脑卒中是由于脑部血管阻塞导致血液供应不足，而出血性脑卒中则是由于脑部血管破裂出血所致。出血性与缺血性脑卒中现场鉴别见表 3-1。

表 3-1　出血性与缺血性脑卒中现场鉴别

	出血性脑卒中		缺血性脑卒中	
	脑出血	蛛网膜下腔出血	脑梗死	脑栓塞
发病年龄	50～60 岁	不定	60 岁以上	不定
诱因	情绪激动	外伤、体力劳动	无	无
发病情况	活动时	活动时	安静时	不定
头痛、呕吐	有	剧烈	多无	多无
意识障碍	有	不定	多无	多无

续表

	出血性脑卒中		缺血性脑卒中	
	脑出血	蛛网膜下腔出血	脑梗死	脑栓塞
偏瘫	有	多无	有	有
脑膜刺激征	少见	明显	无	无

（一）脑卒中的病因

脑卒中的病因多种多样，主要包括以下几个方面。

1. 动脉粥样硬化　是脑卒中最常见的病因。随着年龄的增长，血管壁逐渐变厚，管腔变窄，导致血流受阻，容易形成血栓或斑块脱落引发脑卒中。

2. 高血压　长期高血压会使脑部小动脉发生变性，形成微动脉瘤，当血压突然升高时，微动脉瘤破裂引发脑出血。

3. 糖尿病　糖尿病患者血管壁变薄，脆性增加，容易破裂出血。同时，糖尿病还会导致脂质代谢紊乱，加重动脉粥样硬化。

4. 脑血管畸形　如脑动静脉畸形、海绵状血管瘤等，这些异常血管容易破裂出血，引发脑卒中。

5. 其他因素　包括高脂血症、高同型半胱氨酸血症等导致的血液黏稠度增高，以及吸烟、酗酒、肥胖等不良生活习惯。

（二）脑卒中的临床表现

脑卒中的症状因其类型和病变部位的不同而有所差异，但一般包括以下几种常见症状。

1. 突然出现的头痛、头晕　特别是伴有恶心、呕吐等症状。头痛剧烈程度与病情及疾病种类有关，蛛网膜下腔出血头痛最为剧烈，常伴有喷射性呕吐。

2. 肢体麻木或无力　特别是一侧面部或手脚的麻木、无力，有时表现为舌麻、唇麻。

3. 语言障碍　包括暂时性吐字不清、言语不利或完全失语。

4. 意识障碍　严重者可出现短暂意识丧失或昏迷。

5. 视力障碍　如双眼突然看不清物体，或出现偏盲、视物成双等症状。

6. 瞳孔　根据病灶的不同，瞳孔表现可有差异，如瞳孔不等大，则要考虑脑疝形成。

7. 其他症状　如全身明显乏力、肢体软弱无力、恶心、呕吐、血压波动、嗜睡等。

（三）脑卒中的现场急救与应对

脑卒中是一种紧急医疗状况，需要尽快得到专业医疗帮助，在采取任何急救自救措施的同时，务必立即拨打急救电话及时获得专业的救援。

1. 及时呼救　一旦观察到患者出现口眼歪斜、肢体活动障碍、吐字不清或不能言语等脑卒中症状，应立即拨打急救电话 120，并准确告知患者的症状和地址，等待急救人员到场的过程中，保持电话畅通，尽快将患者送往医院。

2. 保持患者安静平卧　患者保持平卧位，避免随意搬动，以免加重病情。如有条件可予吸氧，暂时禁止患者进食及进水。对患者及家属进行心理安抚，减轻其紧张和焦虑情绪，保持冷静和配合。

3. 保持呼吸道通畅　解开患者的衣领、腰带等紧身衣物，确保患者头部偏向一侧，以防止呕吐物或分泌物堵塞呼吸道，导致窒息。如有必要，应迅速清除患者口腔和鼻腔内的异物，如呕吐物、假牙等，保持呼吸顺畅。

4. 监测生命体征　密切关注患者的呼吸、脉搏、血压等生命体征，发现异常应及时处理，尤其是意识和呼吸，如果呼吸浅、慢、不规则或呼吸停止，应及时实施人工呼吸。

5. 记录发病时间　注意记录患者发病的时间，这对医生判断病情和制定治疗方案非常重要。

6. 避免随意用药　在急救人员到来之前，切勿随意给患者喂服任何药物，包括降压药、阿司匹林等，以免加重病情或产生不良反应。

7. 中医针灸疗法　在脑卒中现场，针灸可用于刺激特定穴位，以达到醒神开窍、疏通经络的效果。常用的穴位包括水沟（人中）、百会、内关、神阙、气海等。这些穴位的选择和针灸手法的运用需由专业中医师或经过培训的人员进行，以确保安全和有效。

（四）现场救护过程注意事项

1. 根据以下警告信号，可以很容易确认脑卒中：如面部、手臂或腿部，尤其身体一侧突然麻木或无力；头痛伴呕吐；突发意识错乱或说话、理解困难；突发单眼或双眼视物困难；突发行走困难、眩晕、失去平衡或协调能力；突发无原因严重头痛。

2. 倒地的患者，注意是否出现外伤等。

3. 搬运患者时应平稳，尽量避免震动，尤其是脑出血者，以免病情加重。在搬运过程中，注意给患者保暖，避免受凉。

4. 急救时最重要的行动，即识别脑卒中征兆，注意开始发作时间，快速拨打急救电话 120。

5. 准备就医资料。如有可能，提前准备好患者的医保卡、身份证、既往病历等就医资料，以便就医时能够迅速提供。

三、癫痫

癫痫在我国民间俗称"羊角风"或"羊癫风"，是大脑神经元突发性异常放电导致短暂大脑功能障碍的一种慢性疾病，特点是持续存在能产生癫痫发作的脑部持久性改变，并出现相应的神经生物学、认知、心理以及社会等方面的后果。

（一）癫痫的病因与分类

1. 导致癫痫的病因　导致癫痫的病因复杂多样，包括遗传因素、脑部疾病、全身或系统性疾病等。

（1）遗传因素　遗传因素是导致癫痫尤其是特发性癫痫的重要原因，分子遗传学研究发现，一部分遗传性癫痫的分子机制为离子通道或相关分子的结构或功能改变。

（2）脑部疾病　①先天性脑发育异常，大脑灰质异位症、脑穿通畸形、结节性硬化症、脑面血管瘤病等；②颅脑肿瘤，原发性或转移性肿瘤；③颅内感染，各种脑炎、脑膜炎、脑脓肿、脑囊虫病、脑弓形虫病等；④颅脑外伤，产伤、颅内血肿、脑挫裂伤及各种颅脑复合伤等；⑤脑血管病，脑出血、蛛网膜下隙出血、脑梗死和脑动脉瘤、脑动静脉畸形等；⑥脑变性疾病，阿尔茨海默病、多发性硬化等。

（3）全身或系统性疾病　①缺氧，窒息、一氧化碳中毒、心肺复苏等；②代谢性疾病，低血糖、低血钙、苯丙酮尿症、尿毒症等；③内分泌疾病，甲状旁腺功能减退、胰岛素瘤等；④心血管疾病，阿 - 斯综合征、高血压脑病等；⑤中毒性疾病，有机磷中毒、某些重金属中毒等。

（4）其他　如血液系统疾病、风湿性疾病、子痫等。

（5）不同年龄段的病因　值得注意的是，癫痫可见于各个年龄段，不同的年龄组往往有不同的病因。①新生儿及婴儿期，先天性及围产期因素（缺氧、窒息、头颅产伤）、遗传代谢性疾病、皮质发育异常所致的畸形等；②儿童及青春期，特发性因素（与遗传因素有关）、中枢神经系统感染、脑发育异常等；③成人期，头颅外伤、脑肿瘤、中枢神经系统感染性因素等；④老年期，脑血管意外（脑出血或脑梗死）、脑肿瘤、代谢性疾病、脑变性疾病等。

2. 癫痫的类型　癫痫的临床发作形式很多，常见的有如下类型。

（1）症状性癫痫　由各种明确的中枢神经系统结构损伤或功能障碍所致。如脑外伤、脑肿瘤、中枢神经系统感染、寄生虫、遗传代谢性疾病、皮质发育障碍、神经系统变性疾病、药物和毒物等。

（2）特发性癫痫　病因不明，未发现脑部有足以引起癫痫发作的结构性损伤或功能异常；常在某一特定年龄段起病，具有特征的临床表现和脑电图表现。如伴中央颞区棘波的良性儿童癫痫、家族性颞叶癫痫等。

（3）隐源性癫痫　临床表现提示为症状性癫痫，但目前的检查不能发现明确病因。其占全部癫痫患者的 60%～ 70%。

（二）癫痫的临床表现

1. 全身强直 - 阵挛性发作　又称大发作，按其发展过程可分为以下三期。①先兆期：约半数患者有先兆，指在意识丧失前的一瞬间所出现的各种体验；常见的先兆可为特殊感觉性的幻视、幻嗅、眩晕及一般感觉性的肢体麻木、触电感。②痉挛期：继先兆期后，患者意识丧失，进入痉挛发作期，即强直性发作（强直期），表现为突然尖叫一声，跌倒在地，全身肌肉强直，上肢伸直或屈曲，手握拳，下肢伸直，头转向一侧或后仰，眼球向上或向一侧凝视，持续约 1 分钟。③昏睡期：抽搐停止后患者进入昏睡、昏迷状态，然后逐渐清醒，部分患者在清醒过程中有精神行为异常，表现为挣扎、抗拒、躁动不安。

2. 失神发作　又称小发作，通常有三种类型。①简单性失神发作，又称典型失神发作，临床表现为突发突止的意识障碍，可在工作、活动、进食和步行等情况下发生。②复杂性失神发作，又称失神发作自动症，除表现发作性意识丧失外，在发作期间还可有类似颞叶自动症的一些表现，如咂嘴、无目的摸索、双手摩擦、徘徊等一些刻板动作。③肌阵挛性失神发作，又称肌阵挛性小发作，表现为两侧对称性眼、面、颈、四肢或躯干短暂肌阵挛发作，不伴有或伴有短暂意识障碍。

3. 简单部分性发作　又称局限性发作，是不伴有意识障碍的运动神经、感觉神经和自主神经症状的发作。

4. 复杂部分性发作　又称精神运动性癫痫，系伴有意识障碍的部分性发作，多数患者的致痫区在颞叶，故又称为颞叶癫痫发作。

（三）癫痫的现场急救与应对

1. 癫痫患者发作时，家属或旁观者应立即上前扶住患者，使其仰卧，避免摔伤，不要垫枕头。

2. 对于已经倒地的患者，应置于平地，头偏向一侧。清除口腔异物，保持呼吸道通畅，如有条件予以吸氧。

3. 移除可能造成伤害的物体，松开衣物并通风。将薄的折叠毛巾或衣物垫在患者头下方以保护患者头部，不要限制呼吸道。

4. 一旦癫痫发作结束，立即评估气道和呼吸，并给予相应的治疗。

（四）现场救护过程注意事项

1. 发作时，不要强制在患者牙齿间或嘴里放置任何东西，因为这时不仅很难塞入，且易造成患者牙齿或口腔黏膜损伤，甚至窒息。

2. 对于牙关紧闭、抽搐的患者，不应强行撬开，更不可强行按压肢体，以免造成骨折和肌肉拉伤，增加患者的痛苦。

3. 避免患者再受刺激，不应采取指掐人中等方法救治。

4. 如果有以下情况，立即呼叫 120：①癫痫发作时间超过 5 分钟或反复发作；②儿童高热引起癫痫发作；③患者没有恢复知觉；④患者有糖尿病史或受过伤；⑤患者在此之前从未发作过癫痫；⑥发现任何危及生命的情况。

（五）癫痫患者日常防范注意事项

1. 向患者及家属宣传有关预防癫痫发作方面的基本知识，需要注意避免以下引起突然发作的因素，如突发精神刺激、强音、强光刺激、受凉、感冒、淋雨、过度换气、过量饮水、过度劳累、饥饿或过饱等。

2.家属和患者的积极配合是治疗的关键。应鼓励患者坚持治疗，在医师指导下进行长期定时规律服药，千万不要自行停药或换药。同时还要进一步寻找病因，以便对因处理。

3.嘱患者勿从事高空作业及潜水、驾驶或有危险的机械操作工作等。保持乐观情绪；生活、工作应有规律；避免情绪激动和劳累；不要登高、骑车、游泳，不宜在机器旁工作，以免癫痫病发作时发生意外。

4.孕妇若长期服用抗癫痫药物，最好终止妊娠，以免引起胎儿畸形。

5.嘱患者随身携带疾病卡（注明姓名、诊断、地址、联系电话等），以便疾病发作时及时与家人取得联系，便于抢救。发作控制不佳者不要单独外出，以免发生溺水、烫伤、摔伤等意外。

6.患者如有假牙，应在每日睡觉前摘下。癫痫患者睡单人床时，要在床边增加床挡，以防发病时坠床跌伤。

7.抗癫痫药对胃肠道有刺激作用，要在饭后服用。服药期间注意口腔卫生，经常刷牙。

四、高热

正常人的体温由大脑皮质和下丘脑的体温调节中枢控制，并通过神经、体液因素调节产热过程，使其保持动态平衡。当机体在致热原作用下或体温调节中枢的功能障碍时，使产热过程增加，而散热不能相应地随之增加或散热减少，使体温超过正常范围，称为发热。体温超过39.1℃称之为高热。高热在临床上属于危重症范畴，需要紧急处理。

（一）高热的病因

一般将发热分为感染性和非感染性。感染性发热占发热病因的50%～60%，其中细菌感染占40%，病毒感染占8%左右。各种病原体如细菌、病毒、肺炎支原体、立克次体、真菌、螺旋体及寄生虫等都可侵入机体形成局限性或全身性的感染，常引起高热。非感染性发热涉及胶原病、恶性肿瘤、变态反应、肉芽肿病、内分泌与代谢病、脑血管意外及中暑等。发热在2周以内的发热称为急性发热。急性发热的病因多为感染性发热，主要病原体为细菌和病毒。而非感染性见于药物热、血清病、甲亢危象、溶血、痛风、急性白血病、中暑和脑出血等。

（二）高热的临床表现

发热按体温的高低一般可分为低热（37.3～38℃）、中等度热（38.1～39℃）、高热（39.1～41℃）、超高热（41℃以上）。人体温上升时常有疲乏无力、肌肉酸痛、皮肤苍白、畏寒或寒战等，体温达到高峰之后，寒战消失，皮肤发红灼热，呼吸变快，出汗逐渐增多，随着汗量的增多皮肤变得潮湿，此时体温会逐渐下降。注意有无皮疹及出现的时间、顺序、部位等。高热病程一般分为以下三个阶段。

1. 体温上升期　常有疲乏、无力、肌肉酸痛、皮肤苍白、畏寒或寒战等现象。一般畏寒或寒战越明显，体温越高。体温上升有以下两种方式：①骤升型：体温在几小时内达到最高峰，常伴有寒战。见于疟疾、大叶性肺炎、败血症、流感、急性肾盂肾炎、输液或某些药物反应。②缓升型：温逐渐上升，在数日内达高峰，多不伴寒战，如伤寒、结核病等。

2. 高热期　指体温升高达高峰后持续一段时间。高热持续时间可因病因不同而异。如疟疾可持续数小时，大叶性肺炎可持续数天，伤寒可持续数周。此期寒战消失，皮肤发红、灼热感、呼吸加快，开始出汗并逐渐增多。

3. 体温下降期　此期表现为汗多，皮肤潮湿。可有骤降和渐降两种方式。前者在数小时内迅速下降，常伴有大汗淋漓，常见于疟疾、输液反应。后者在数天内体温逐渐降至正常，如伤寒、风湿热等。

（三）体温测量方法及正常范围

人体体温的测量需用体温计测量，不可用手试。常见测量方式有三种。

1. 腋测法　最常用，将体温计头端置于腋窝深处，上臂将体温计夹紧，5～10分钟后读数。要注意腋窝处应无致热或降温物品，并将腋窝汗液擦干，正常值为36～37℃。

2. 口测法　体温计消毒后头端置于舌下，紧闭口唇5分钟后读数。使用该法时不能张口呼吸，测量前10分钟内禁饮热水和冰水，且该法不能用于婴幼儿及神志不清者，正常范围36.3～37.2℃。

3. 肛测法　多用于婴幼儿及神志不清者，侧卧位，将体温计头端慢慢插入肛门内达体温计长度的一半，5分钟后读数，正常值36.5～37.7℃。

需注意，用水银体温计测量体温之前应将体温计的汞柱甩到35℃以下。近年来还出现了耳测法和额测法，耳测法多用于婴幼儿，额测法仅用于体温筛查。

（四）高热的现场急救与应对

1. 轻中度发热采用物理降温方法　当体温不超过38.5℃时，不必急于用药物降温治疗，鼓励多饮水，采用物理降温。方法：减少覆盖物或者衣物以利于散热，决不能"捂"，选用冰袋或冷毛巾冷敷额、枕后、颈、腋、腹股沟等处，或温水（32～34℃）及30%乙醇（婴幼儿禁用）擦浴四肢、颈等处。

2. 出现以下情况时需立即降温处理　①体温超过38.5℃；②高热并出现烦躁、神志不清、肢体抽搐强直、面色发紫、两眼上翻、大小便失禁等；既往有高热惊厥的儿童；中暑高热。

常用退热措施为①物理降温：同轻中度发热物理降温法。②服用降温药物：对乙酰氨基酚、布洛芬、吲哚美辛、柴胡制剂等。③高热不退或全身症状明显需立即送往医院。

（五）高热降温注意事项

1.退热药是通过使血管扩张和增加出汗起作用的，所以在服药时应多喝水和补充营养，以利于排汗和退热；不要同时服用2种以上的退热药；不要轻易使用抗菌药物。

2.老年人用降温药物时注意减量，防止虚脱，老年体弱者慎用吲哚美辛栓。12岁以下儿童禁用阿司匹林和尼美舒利退热，14岁以下儿童禁用吲哚美辛栓。

3.出现抽搐或呕吐时应使其平卧，头偏向一侧，解开患者衣领，有呕吐物及时清理，对于抽搐患者可取一根筷子外面缠绕一层洁净的布，放在上下牙之间以防咬伤舌头。

4.神志不清者不建议口服药物降温，以免发生呛咳、窒息。

5.发热的降温处理不是最终目的，需及时就医尽快明确病因，针对病因进行有效治疗。

五、哮喘

支气管哮喘简称哮喘，是由多种细胞如嗜酸性粒细胞、肥大细胞、T淋巴细胞、中性粒细胞、平滑肌细胞、气道上皮细胞及细胞组分参与的气道慢性炎症性疾病。这种慢性炎症导致气道高反应性（airway hyperresponsiveness，AHR），通常表现为可逆的气流受限，并引起反复发作的喘息、气急、胸闷或咳嗽等症状，常在夜间和（或）清晨发作、加剧，多数患者可自行缓解或经治疗缓解。

如果哮喘急性发作，经积极吸入支气管扩张药或吸入器治疗数小时，病情不缓解或继续恶化；或哮喘呈暴发性发作，哮喘发作后短时间内即进入危重状态，则称为重症哮喘，如病情不能得到有效控制，可迅速发展为呼吸衰竭而危及生命，故需住院治疗。

临床上还有一些特殊类型哮喘不以喘息症状为主。以咳嗽为唯一症状的不典型哮喘为咳嗽变异性哮喘。以胸闷为唯一症状的不典型哮喘为胸闷变异性哮喘。

（一）哮喘的病因和发病机制

1.哮喘的病因　哮喘病因尚不明确，目前研究认为，同时受遗传因素和环境因素的双重影响。哮喘的发病是遗传和环境两方面共同作用的结果，其中环境因素包括①过敏原：尘螨、蟑螂、花粉、动物毛屑，二氧化硫等各种刺激物；②感染：细菌、病毒、原虫、寄生虫等；③食物：鱼、虾、蟹、蛋、牛奶等；④药物：阿司匹林、抗生素等；⑤气候变化：天气急剧变化或季节转换如冬春交际；⑥吸烟、大气污染等。

2.哮喘的发病机制　哮喘的发病机制不完全清楚，可能是免疫－炎症反应、神经机制和气道高反应性及其之间的相互作用。重症哮喘目前已经基本明确的发病因素主要有以下几种。

（1）诱发因素的持续存在　诱发因素的持续存在使机体持续地产生抗原－抗体反应，发生气道炎症、气道高反应性和支气管痉挛；在此基础上，支气管黏膜充血水肿、大量黏液分泌并形成黏液栓，阻塞气道。

（2）呼吸道感染　细菌、病毒及支原体等的感染可引起支气管黏膜充血肿胀及分泌物增加，加重气道阻塞；某些微生物及其代谢产物还可以作为抗原引起免疫－炎症反应，使气道高反应性加重。

（3）糖皮质激素使用不当　长期使用糖皮质激素常常伴有下丘脑－垂体－肾上腺皮质轴功能抑制，突然减量或停用，可造成体内糖皮质激素水平的突然降低，造成哮喘的恶化。

（4）脱水、痰液黏稠、电解质紊乱　哮喘急性发作时，呼吸道丢失水分增加、多汗造成机体脱水，痰液黏稠不易咳出而阻塞大小气道，加重呼吸困难，同时由于低氧血症可使无氧酵解增加，酸性代谢产物增加，合并代谢性酸中毒，使病情进一步加重。

（5）精神心理因素　许多学者提出心理、社会因素通过对中枢神经、内分泌和免疫系统的作用而导致哮喘发作，是使支气管哮喘发病率和死亡率升高的一个重要因素。

（二）哮喘的临床表现

哮喘发作时表现为反复发作的喘息、气急、胸闷、咳嗽等症状，常在夜间和（或）清晨发作。哮喘急性发作按病情严重程度可以分为轻度、中度、重度和危重四个等级，具体如下。

1. 轻度哮喘　可平卧，语言表述连续且成句，快速步行或爬楼梯时气短，呼吸频率可正常或轻度增加，可有焦虑。

2. 中度哮喘　喜坐位，语言表述有中断，稍事活动后会出现气短，呼吸频率增加，时有焦虑或烦躁情况，心跳增快，有出汗和三凹征（是一种呼吸系统疾病的症状，主要表现为患者在吸气时出现胸骨上窝、锁骨上窝、肋间隙这三个部位的明显凹陷）。

3. 重度哮喘　端坐呼吸，语言表述呈单字，静息状态也会出现气短，呼吸频率明显增快，有焦虑、烦躁、大汗淋漓的情况，常有三凹征，心跳增快。

4. 危重哮喘　患者无法讲话，出现嗜睡、意识模糊甚至昏迷，可能引发肺性脑病及呼吸衰竭。

（三）哮喘发作的现场急救与应对

1. 首先应及时脱离过敏原，避免接触过敏原，以免导致哮喘症状加重。

2. 目击者可协助以下情况的患者：患者表示有哮喘发作并备有支气管扩张药或吸入器；患者确定有药物但没有帮助无法使用。

3. 出现哮喘的先兆表现甚至发病时，应嘱患者尽量放松自己，增强自信。

4. 呼吸困难的患者采取坐位或半卧位，安静休息，松开过紧的衣物，保持气道通畅。如有条件应立即给予吸氧。

5. 轻度和部分中度急性发作哮喘患者可在家庭或社区治疗，部分中度和所有重度及危重哮喘急性发作需及时拨打120急救电话紧急送往医院治疗。

（四）现场救护过程注意事项

不可背送哮喘发作患者，因为背送可能导致患者呼吸困难加剧，甚至死亡。

六、咯血

咯血是指气管、支气管或肺组织出血，经口腔排出。临床可表现为痰中带血（痰血）或纯粹咯血（纯血）两种形式。支气管扩张发生大量咯血较常见，支气管肺癌则呈反复小量咯血。24 小时内咯血量少于 100mL 者为小量，100 ~ 500mL 者为中量，多于 500mL 者为大量咯血。咯血量的多少，虽与病变的严重程度并不完全一致，但与本次病情的预后有着直接关系。大咯血可达数百毫升甚至上千毫升，可引起窒息或休克而死亡。

咯血是呼吸系统的常见症状，既是发现疾病的早期信号，又是危及生命的急症之一。因此，无论是对痰血或是大咯血均应认真对待，边判断边处理。

（一）咯血的病因

咯血的痰中带血丝或小血块，多由于黏膜或病灶毛细血管渗透性增高，血液渗出所致；大咯血，可由于呼吸道内小动脉瘤破裂或支气管内静脉曲张破裂所致。咯血不论量多量少，一般都说明内脏器官存在着一定程度的病变。常见引起咯血的疾病见表 3-2。快速而频繁的咯血，即使出血量少，也可能刺激声门或引起支气管痉挛而导致窒息，因此应给予足够的重视。

表 3-2　引起咯血的常见疾病

类别	常见疾病
支气管疾病	急慢性支气管炎、支气管扩张、支气管内膜结核、支气管结石、支气管肺癌、良性支气管瘤
肺部疾病	肺结核、肺炎、肺脓肿、肺真菌病、肺寄生虫病、肺囊肿、尘肺、肺转移癌、肺栓塞、肺水肿（心力衰竭、急性呼吸窘迫综合征）
心血管疾病	二尖瓣狭窄、先天性心血管病（原发性肺动脉高压、房间隔缺损、室间隔缺损、艾森曼格综合征、肺动静脉瘘）、高血压病
全身性疾病	急性传染病（流行性出血热、肺出血型钩端螺旋体病）、血液病、结缔组织疾病、肺出血 - 肾炎综合征、特发性含铁血黄素沉着症、白塞病、月经性咯血、卡塔格内综合征
外伤性疾病	肺挫伤、胸部钝器伤、胸部穿透伤
医源性原因	抗凝治疗、漂浮（swan-ganz）导管、经气管吸引、经胸或经支气管活检、锁骨大动脉 - 肺动脉（bla-lock-taussing）吻合术

（二）咯血的临床表现

怀疑咯血时需考虑是否存在鼻咽部和口腔部患病史，因后鼻腔或咽及牙龈出血可自口腔吐出，被误认为咯血，但鼻咽部出血患者多有后吸和吞咽动作。同时需要注意绝不能为了分辨是否咯血而影响急救。

（1）小量咯血　患者可表现为数口纯血或痰血，血压、脉搏可无明显改变。

（2）中量咯血　一次性咯血可达数十毫升，多为纯血。患者可有头晕、胸闷、心悸，面色苍白、焦虑不安，血压、脉搏可有改变。

（3）大量咯血 可达数百毫升甚至上千毫升，血液可从鼻、口腔涌出，可立即发生窒息或休克。

（4）其他 如原发病表现。

（三）咯血的现场急救与应对

1. 平复患者情绪 尽量消除咯血患者的恐惧和紧张心理。

2. 保持呼吸道通畅 如不明出血部位，要让患者平躺，头偏向一侧，防止窒息，鼓励患者轻轻将血液咯出，以避免血液滞留于呼吸道内。如已知病灶部位则向患侧侧卧。大咯血应绝对卧床休息，取患侧卧位，禁止拍背，防止窒息，鼓励患者轻轻将血液咯出，以避免血液滞留于呼吸道内。如患者感胸闷、气短、喘憋，要帮助其清除口鼻分泌物，并保持室内空气流通，有条件时给予吸氧。

3. 适量给予镇咳药 咳嗽剧烈的大咯血患者，可适量给予镇咳药，但不要给患者服用强烈的镇咳药，禁用吗啡，以免过度抑制咳嗽中枢，使血液淤积气道，引起窒息。

4. 需尽快至正规医疗机构就诊，进行病因诊断和治疗 一旦出现大咯血，直接危险主要是窒息和失血性休克，一定要及时采取自救互救措施并呼叫120，否则患者生命会受到威胁。

七、鼻出血

鼻出血是指血液从前鼻孔或后鼻孔流出，也称鼻衄。鼻子流血是由于鼻腔中的血管破裂造成的，鼻部的血管丰富且都很脆弱，因此流鼻血也是比较常见的小意外。

（一）鼻出血的原因

引起鼻出血的原因很多，既可由鼻腔本身病变引起，也可由鼻周乃至全身性病变引起。本身的原因包括鼻部的损伤，鼻中隔偏曲，鼻部的炎症，鼻腔、鼻窦及鼻咽部肿瘤，鼻腔异物。全身原因包括出血性疾病及血液病、急性发热性传染病、心血管系统疾病、妊娠、肝病、尿毒症等。

（二）鼻出血的现场急救与应对

1. 首先对紧张、恐惧的患者进行安慰，嘱其保持镇静，以免患者因精神因素引起血压升高，使出血加剧。让患者做缓慢而深的呼吸，以充分放松。

2. 鼻出血时不要仰卧，要取坐位或半坐位，注意保持呼吸道通畅，防止血液经后鼻孔流入口腔，要把流入口的血液尽量吐出，防止血液咽下后刺激胃肠道引起恶心、呕吐或误吸入呼吸道而引起窒息。

3. 最好用卷扎好的纱布塞入。尽可能不要用纸卷、棉花乱塞，不要用脱脂棉花或卫生纸等堵塞鼻腔，因为这些东西会使鼻腔留下纤维质，会引起再度出血。

4. 紧压鼻翼，身体微微前倾，并用手指捏住鼻梁下方的软骨部位，持续5～15分钟，切记不要捏住鼻孔。鼻血止住后，鼻孔中多有凝血块，不要急于将它弄出，尽量避免用力打喷嚏和用力揉捏，以防止再出血。

5.如果有条件的话，放一个小冰袋在鼻梁上也有迅速止血的效果，另外可用冷毛巾敷在额头上以助止血。

6.如果鼻血持续20分钟仍旧止不住的话，应该及时送医。如果流鼻血的次数过于频繁且毫无原因，或是伴随着头疼、耳鸣、视力下降及眩晕等其他症状，也务必去医院诊治。因为这有可能是高血压导致，也有可能是血液不凝固的疾病，或鼻腔里其他疾病所致，及时接受诊疗，以避免严重出血引起失血性休克，危及生命。

（三）鼻出血防范措施

1.合理饮食 少吃炸煎及肥腻的物品，多吃新鲜蔬菜和水果，多喝水，补充水分。

2.养成良好生活习惯 平时不要用手指挖鼻孔；保证生活规律，早睡早起，不要熬夜、睡懒觉，并努力稳定情绪，避免躁动等不稳定情绪。

3.预防感冒和其他呼吸道疾病 一旦患上这些疾病应及时治疗。

4.预防干燥 秋冬季节干燥，所以鼻子很容易出血。建议可以在房间里放置些植物或安装加湿器，地面上适当洒水。注意经常开窗，保持室内空气流通。平时多滋润一下鼻腔，可用薄荷膏、甘油滴鼻或用棉签蘸净水擦拭鼻腔。

八、呃逆

呃逆表现为从胃中上逆的气体引发喉间短促的声音，是由横膈膜的痉挛收缩引发。呃逆也可以是一种生理现象。

（一）呃逆的病因与分类

健康人也可发生一过性呃逆，多与饮食有关，特别是饮食过快、过饱，摄入过热或过冷的食物、饮料、饮酒等；外界温度变化和过度吸烟亦可引起。呃逆频繁或持续24小时以上，称为难治性呃逆（顽固性呃逆），多发生于某些疾病。呃逆按病变起因部位可分3种。

1.中枢性 呃逆反射弧抑制功能丧失，器质性病变部位以延脑最主要，包括脑肿瘤、脑血管意外、脑炎、脑膜炎，代谢性病变有尿毒症、酒精中毒，其他如多发性硬化症等。

2.外周性 呃逆反射弧向心路径受刺激。膈神经的刺激包括纵隔肿瘤、食管炎、食管癌、胸主动脉瘤等。膈肌周围病变如肺炎、胸膜炎、心包炎、心肌梗死、膈下脓肿、食管裂孔疝等，迷走神经刺激有胃扩张、胃炎、胃癌、胰腺炎等。

3.其他 药物、全身麻痹、手术后、精神因素等，内耳及前列腺病变亦可引起呃逆。

（二）呃逆的临床表现

呃逆为膈肌痉挛引起的收缩运动，吸气时声门突然关闭并发出一种短促的声音。健康者可因吞咽过快、突然吞气或腹内压骤然增高而引起。可伴随上腹饱胀不适、恶心、呕吐等症状，多可自行消退。有的可持续较长时间而成为顽固性呃逆。

（三）呃逆的现场急救与应对

给呃逆者饮用少量水，尤其要在呃逆的同时咽下。婴儿呃逆时，可将婴儿抱起，用指尖在婴儿的嘴边或耳边轻轻挠痒，一般至婴儿发出笑声，呃逆即可停止。如呃逆一时难以止住，但尚无特殊不适，也可听其自然，一般会自行停止。如果长时间连续呃逆，要及时就医。中老年人或生病者突然呃逆连续不断，提示可能有疾患或病情恶化，需引起注意。其他常用缓解呃逆方法有如下几种。

1. 深吸气后屏气法 患者深吸气后迅速用力屏气，然后缓缓呼气即可。此法可反复使用，多用于由精神刺激和进食过快引发者。

2. 穴位按压法 可在患者呃逆时按压内关、足三里、膈俞、中脘穴，如有条件，这些穴位也可进行针刺刺激，亦可贴压耳穴神门、皮质下、耳中、胃、交感穴位，均可起到一定效果。

3. 双眼球按压法 患者闭目，术者将双手拇指置于患者双侧眼球上，按顺时针方向适度揉压眼球上部，直到呃逆停止。此法多用于上腹部手术患者，但青光眼、高度近视患者忌用，心脏病患者慎用。

4. 按压眶上神经法 患者平卧位或坐位，术者用双手拇指按压患者双侧眶上，相当于眶上神经处，以能忍受为度，双手拇指交替旋转 2 ~ 4 分钟，并嘱患者有节奏地屏气。

5. 牵舌法 患者取仰卧位或半卧位，张口，伸舌，术者用消毒纱布裹住舌体前 1/3 ~ 1/2 部分，轻轻向外牵拉，以患者稍有痛感为度，持续 30 秒左右后松手使舌体复位。此法可重复操作。

（四）呃逆防范注意事项

1. 少食碳酸饮料 苏打水中的碳化合物包含空气，当这些空气进入到胃中，会产生很多气体，从而出现呃逆。

2. 饮食细嚼慢咽 进食越慢，气体越难以进入胃中，进食快则相反。在咽下食物的时候咀嚼彻底可以有效减少气体进入胃中。

九、呕血

呕血是指由于上消化道疾病（包括食管、胃、十二指肠、肝、胆、胰及胃空肠吻合术后的空肠上段疾病）或全身性疾病所致的上消化道出血，血液经口腔呕出。常伴有黑便，严重时可有急性周围循环衰竭的表现。在确定呕血之前，必须排除口腔、鼻、咽喉等部位的出血以及咯血。

（一）呕血的病因

1. 消化系统疾病

（1）食管疾病　反流性食管炎、食管憩室炎、食管癌、食管异物、食管贲门黏膜撕裂、食管损伤等。大量呕血常由门脉高压引起的食管静脉曲张破裂所致，食管异物穿刺主动脉可造成大量呕血，并危及生命。

（2）胃及十二指肠疾病　最常见为消化性溃疡，其次有急性糜烂出血性胃炎、胃癌、胃泌素瘤。

（3）门脉高压　常由于肝硬化引起的食管–胃底静脉曲张破裂或门脉高压胃病出血。

（4）其他消化系统疾病　如平滑肌瘤、平滑肌肉瘤、淋巴瘤、息肉、胃黏膜脱垂、急性胃扩张、胃扭转、憩室炎、结核、克罗恩病等。

2. 上消化道邻近器官或组织的疾病　如胆道结石、胆道蛔虫、胆囊癌、胆管癌及壶腹癌出血均可引起大量血液流入十二指肠导致呕血。此外还有急慢性胰腺炎，胰腺癌合并脓肿破溃，主动脉瘤破入食管、胃或十二指肠，纵隔肿瘤破入食管等。

3. 全身性疾病

（1）血液疾病　如血小板减少性紫癜、过敏性紫癜、白血病、血友病、霍奇金病、遗传性毛细血管扩张症等。

（2）感染性疾病　如流行性出血热、钩端螺旋体病、登革热、暴发型肝炎、败血症等。

（3）结缔组织病　如系统性红斑狼疮、皮肌炎、结节性多动脉炎等累及上消化道。

（4）其他　如尿毒症、肺源性心脏病、呼吸功能衰竭等。

如上所述，呕血的原因甚多，但以消化性溃疡最为常见，其次为食管或胃底静脉曲张破裂，再次为急性糜烂性出血性胃炎和胃癌。考虑呕血的病因时，应首先考虑上述四种疾病。当病因未明时，也应考虑一些少见疾病，如平滑肌瘤、血管畸形、血友病、原发性血小板减少性紫癜等。

（二）呕血的临床表现

呕血前多有烧心、恶心欲吐、上腹部不适或疼痛等症状出现。呕出血量在 400mL 以下时，循环血容量减少能被脾脏贮藏的血及组织液及时补充，可不出现明显症状；如出血量超过 600mL，则可因循环血容量锐减而出现周围循环衰竭的症状，患者主要表现为烦躁不安、口干、心慌、头昏晕、皮肤苍白、四肢厥冷、脉搏细速、血压降低、尿量减少，甚至知觉丧失等。大量呕血可出现氮质血症、发热等表现。

（三）呕血的现场急救与应对

患者应保持侧卧位，取头低足高位，以保证脑供血充足。如有血液涌出，不要强行咽下，可将头偏向一侧，以免引起恶心呕吐和呛入肺中。出血期间，暂时停止进食和饮水。呕血症状缓解时，如有条件，可口服云南白药、三七粉及胃黏膜保护剂等药物止血。及时拨打急救电话，对患者转运时，搬动动作要轻，运送途中避免车辆颠簸并注意患者保暖。

专业人员亦可选用人迎穴位，使用梅花针从穴位中心向外周圆圈叩击，先叩右侧再叩左侧，每侧 3 ~ 15 分钟；也可针刺孔最穴止血。

（四）呕血防范注意事项

1. 避免情绪激动及紧张，生活规律，注意保证充足的休息，避免熬夜。保持大便通畅，勿用力排便，防止用力大便加重病情。

2. 忌酒、烟、浓茶、咖啡，忌辛辣、过热、坚硬及刺激性食物。对一些可诱发或加重症状，甚至引起并发症的药物应忌用，如水杨酸类、利血平、保泰松等。

3. 出血控制后，以进食流质米汤、藕粉为好，饮用牛奶要适量；不要食用太酸太甜的食物，要少量多餐。出血停止后可逐步增加食物的品种与数量，宜多吃新鲜蔬菜和水果。

4. 对胃出血的患者及胃病患者来说，平时要养成良好饮食习惯，一日三餐定时定量，细嚼慢咽不能暴饮暴食。

十、晕厥

晕厥也称"昏厥"，是一种突发性、短暂性的急性脑缺血或缺氧症，其特征为"来得快，去得快"，多数患者在调整姿势后数秒至数分钟可自行恢复。如果患者不能被唤醒，或在短时间内不能清醒则为昏迷，而昏迷意识丧失时间较长恢复较难，应注意两者的区分。

（一）晕厥的分类及病因

单纯性晕厥（反射性晕厥）多见于体弱的女青年，可由长时间站立、剧烈疼痛、过度疲劳、精神刺激、缺乏睡眠、天气闷热、空气污浊、洗热水澡等引起。低血糖晕厥则多由饥饿、营养不良等原因引起。脑源性晕厥则主要由脑血管病引起。心源性晕厥是由严重心律失常等原因，导致心排出量突然减少而引起，此型病情较凶险，应立即抢救，否则有心脏停搏导致死亡的危险。常见晕厥及引发原因见表 3-3。

表 3-3　常见晕厥及其引发原因

类别	病因
反射性晕厥	占晕厥总数的 80% ~ 90%，是由各种原因引起的神经、血管反射导致脑供血不足的表现
血液成分改变引起的晕厥	多见于严重饥饿者或降糖药使用过量引起低血糖的患者及贫血患者
脑源性晕厥	由于脑血管出现各种改变，导致脑供血不足
心源性晕厥	多由于心脏功能异常，心血量突然减少所致

（二）晕厥的临床表现

晕厥往往有前兆，患者发作前会感到头晕、眼前发黑、心慌、胸闷、恶心、出冷汗、全身无力、饥饿等，然后突然倒下，此时患者面色苍白、四肢发凉、血压下降、脉细弱，数秒至数分钟后逐渐恢复。晕厥发病可分先兆晕厥、发作期、恢复期三个阶段。

1. 前期（先兆晕厥） 患者常有头晕、乏力、面色苍白、黑蒙、心悸、出汗、视物模糊等前驱症状。

2. 发作期 患者发生意识丧失、肌张力消失、就地跌倒等，部分患者可有脉搏微弱、血压下降、瞳孔散大和大小便失禁。

3. 恢复期 患者意识恢复，部分患者可有嗜睡、头晕、恶心、胸闷、胸痛、出汗、疲乏等症状。

（三）晕厥的现场急救与应对

从医学专业的角度出发，对不同原因的晕厥有不同的救治措施，但在现场急救时无法辨明患者是何种晕厥时应采用如下常规做法。

1. 立即将患者以仰卧位置于平地上，头略放低，松开过紧的衣领和腰带等。

2. 开窗通风，保持室内空气清新。

3. 观察患者的神志、呼吸、脉搏、血压、体温等生命体征，检查患者有无摔伤。

4. 多数晕厥患者都能够迅速缓解，无需紧急救治，但患者清醒后如有下述情况则提示病情严重：大汗淋漓、持续头痛和头晕、恶心、呕吐、胸痛、胸闷、脉搏过快过慢或脉律不整齐、血压严重低于或高于平时。此时应立即呼叫救护车。此外频繁发作的晕厥及老年人发生的晕厥，无论何种原因都需要去医院检查和治疗。

5. 由于大部分的晕厥与血容量暂时相对不足有关，故可让患者喝适量的水，对可疑低血糖的患者（如糖尿病），可给予含糖饮料及食物。

6. 不要急于让患者站起来，必须要确认患者的意识完全恢复并有能力起来时，要先帮助其缓缓坐起，给患者一个适应的过程，以免再次摔倒。

（四）现场救护过程注意事项

1. 科学规避晕厥发生及其二次伤害的产生 大多数晕厥属于反射性晕厥，故多数情况下这种晕厥不会导致严重伤害，但要注意防止患者在突发意识丧失时造成的二次伤害（如摔伤等）。欧洲心脏病学会 2009 年的《晕厥诊断治疗指南》指出："对反射性晕厥的非药物治疗的基石是教育。"通过教育让群众了解晕厥的知识，当发生先兆晕厥时千万不能强迫自己站立，应立即主动降低体位，这样就能缓解因重力作用导致的脑供血的不足，在很大程度上避免晕厥的发生。同时，由于患者体位的降低，即使发生了意识丧失而摔倒，也不容易造成严重摔伤，以避免或减轻晕厥带来的伤害。在长时间卧位、坐位或蹲位时千万不要猛然起立，尤其是老年人和服用降压药物的人，否则就容易发生晕厥。

2. 及时甄别心源性晕厥 心源性晕厥多发生于急性心脏缺血及重症心律失常的患者，严重时有发生猝死的可能。对晕厥患者的现场急救最重要的内容之一就是对心源性晕厥的甄别。有心血管危险因素（吸烟、高血压、高血脂、糖尿病、长期缺乏运动等）和心脏病的患者发生晕厥时，要警惕心源性晕厥，此时应立即呼叫120，并让患者静卧，等待医生到来，千万不要自行送患者去医院，以免发生意外。

3. 重视脑源性晕厥的隐患 脑源性晕厥是脑部血管功能障碍导致，患者发作时虽暂时无生命危险，但如果频繁发作（如一天发作2次以上或一周发作3次以上），常常是急性脑血管病的先兆，故患者仍然需要尽快去医院检查，及时采取干预措施，有利于预防中风的发生。

十一、休克

休克是机体受到各种强烈致病因素侵袭后由于有效循环血容量急剧减少，组织血流灌注广泛、持续、显著减少，导致细胞缺氧及重要器官功能受损而引起的一种急危临床综合征。休克本身不是一个独立的疾病，而是由各种原因引起的一个共同的病理生理过程，发病急、进展快，未及时发现和救治，可发展成为不可逆休克而威胁生命。

所谓有效循环血容量是指单位时间内通过心血管系统进行循环的血液量，但不包括储存于肝、脾和淋巴血窦中，以及停滞于毛细血管中的血量。一个正常成年人体内总血量占体重的7%～8%，有效循环血容量占全身总血量的80%，另外20%血量储备在肝、脾等"人体血库"中，当失血、脱水等原因引起有效循环血容量不足时，血液释放出来进行补充。

（一）休克的分型

根据休克发生的病因，可分为以下五种类型的休克。

1. 低血容量性休克 多由大量失血、失水（如外伤大出血、上消化道大出血、产后大出血、严重呕吐或腹泻、烧伤、大量呕吐、腹泻等）引起，急性失血量超过总血量的20%即可引起休克。

2. 感染性或中毒性休克综合征 多由感染性疾病的致病菌产生的内毒素引发（如急性传染病、中毒性肺炎、败血症等）。

3. 心源性休克 由心脏疾病引起，常继发于急性心肌梗死、各种心肌炎、心肌病变和严重心律失常、肺栓塞及心包填塞等。

4. 过敏性休克 多有接触过敏原的历史，如昆虫刺伤、接触药物（青霉素、链霉素等）或某些金属制品或生物制品等，某些食物如蚕豆、海鲜、鸡蛋和牛奶等也会引起严重的过敏性反应。

5. 神经源性休克 常由外伤、剧痛、脑外伤、高位脊髓损伤或麻醉意外、药物和广泛性软组织损伤等引起。

（二）休克的临床表现

休克常见的表现包括初始患者多有面色苍白、四肢发凉、脉搏加快、烦躁不安、恶心呕吐、血压正常或偏低，但神志清楚；继而逐渐面色转为青灰、四肢发凉加剧、皮肤湿冷、脉搏更快、脉细而触摸不清、血压下降，接着出现口渴、表情淡漠、身体软弱无力、反应迟钝、嗜睡；最后逐渐发展为意识模糊、昏迷、尿量减少、呼吸困难，此时患者常有生命危险，必须立即送医院抢救。

休克的典型临床表现：意识（神志）改变（烦躁、淡漠、模糊，甚至昏迷）、面色苍白、四肢湿冷、肢端发绀、脉搏细速、血压下降、脉压减小、尿量减少或无尿等。

日常生活中，晕厥比较常见，是大脑血液供应不足，一时缺氧所致的短暂意识障碍，是一种突发而短暂的意识丧失。晕厥时间较短，通常为数秒至数分钟。休克与晕厥区别见表3-4。

表 3-4　休克与晕厥的鉴别

类别	临床表现
休克	一般比较严重，一旦发生，持续时间长、后果严重，常需紧急送往医院抢救治疗。是各种强烈致病因子作用于机体，引起的急性循环衰竭。其特点是微循环障碍，重要脏器及组织血液灌注不足，细胞功能代谢障碍
晕厥	持续时间较短，一般在发生现场祛除病因和对症处理后，患者就能恢复意识并在短时间内好转，而且多数晕厥是可以预防的

（三）休克的现场急救与应对

休克是一种复杂的紧急情况，不及时救治，死亡率高。现场救治的关键是做到尽早诊断、及时处理。

1.尽早做出判断　休克的早期，患者的血压可以正常或轻度升高，但有心率加快及导致休克的病因等。患者平时有高血压，如其收缩压下降超过平时基础血压的30%，尽管血压值属正常范围，仍然要考虑休克。如患者出现呼吸或脉搏停止，应立即呼叫周围人员寻求帮助共同救助患者，拨打120急救电话并立即开展现场急救。

2.采取合适的体位　休克患者首先应取平卧位，撤去枕头，松解衣领、胸罩、腰带。如患者呼吸困难，可先将头部和躯干抬高一点，以利于呼吸；两下肢略抬高，以利于静脉血回流。

3.保持呼吸道通畅　对休克患者必须助其保持呼吸道通畅，把患者颈部垫高、下颌托起，使头部后仰。如患者意识丧失，应将患者下颌抬起，以防舌根后坠而堵塞气道。具体托颌法操作详见第二章内容和图2-13演示。注意不要让患者进食，以免阻塞气道及影响到医院后的麻醉和治疗。

4.观察体征　观察并关注患者的呼吸、脉搏、血压并关注尿量等情况。

5.进行必要的初步治疗　创伤所致的休克，多由大量失血引起，应立即止血，将患者双下肢抬高，下面垫上被子，使下肢血液回流入心脏。如有骨折，首先要固定骨折处防止进一步损伤。

（四）现场救护过程注意事项

1. 注意患者的体温 休克患者体温降低、怕冷，应注意保暖，给患者盖好被子。感染性休克常伴有高热，应予以降温，可在颈、腹股沟等处放置冰袋，或用乙醇（酒精）擦浴等。

2. 注意患者是否为孕妇 如休克者是大月份的孕妇，应让其取左侧卧位，否则胎儿及巨大的子宫会压迫血管，致使回心血量减少，加重休克。

3. 注意患者的转移和运送 保持周围环境畅通和安静，尽可能减少搬动或扰动患者，在运送途中应有专人护理，随时观察病情变化，给患者吸氧及静脉输液。

第四章 意外伤害现场急救与处理

目前，对于伤害完整的定义是指由于运动、热量、化学、电或放射线的能量交换超过机体组织的耐受水平而造成的组织损伤和由于窒息而引起的缺氧，以及由此引起的心理损伤。伤害每年导致全世界五百多万人死亡，占全球死亡率的9%，是大多数国家居民的前五位死亡原因之一。我国每年各类伤害发生约3亿人次，因伤害死亡人数70万～75万，约占死亡总人数的11%。

第一节 伤害概述

美国疾病预防控制中心给伤害下的定义："由于运动、热量、化学、电或放射线的能量交换，在机体组织无法耐受的水平上，所造成的组织损伤或由于窒息而引起的缺氧称为伤害。"该定义以躯体组织损伤和机能障碍为标准进行界定的，但没有反映伤害导致的精神损伤。2010年，中华预防医学会伤害预防与控制分会通过了关于我国伤害界定标准的决定，凡具有下列情况之一者均认为属于伤害：①经医疗单位诊断为某一类损伤；②因伤请假（休工、休学、休息）一日以上。

一、伤害的分类

研究目的不同，伤害的分类方法也不同。常见的伤害可按照发生地或意图进行分类。

（一）按照伤害发生地点分类

1. 交通伤害　由交通事故引起的、与交通运输工具相关的人身伤亡。其中道路交通伤害包括汽车、摩托车、拖拉机、机动三轮车等机动车和自行车、马车、人力三轮车等非机动车在道路行驶过程中发生交通事故造成的人体损伤。该类伤害是最为常见的交通伤害类型，引起此类伤害最常见的危险因素是违反交通规则、饮酒过量、车速过高及夜间行车、车辆故障、恶劣天气、道路工程质量差等。目前，道路交通伤害已被公认为当今世界最大的公害之一。

2. 家庭伤害　发生在家庭内的伤害，主要包括家庭暴力、情感伤害、原生家庭伤害、老年人伤害等。很多人认为家是最安全的场所之一，但根据一些专题研究显示，我国家庭伤害的发生在总的伤害中占到30%以上，最常见为家庭暴力伤害，可见家庭伤害亦是一种常见的伤害。家庭伤害会对受害者的身心健康、人格发展、社会交往等方面产生严重的负面影响，甚至可能导致受害者出现心理障碍、犯罪行为等问题。

3. 职业伤害　在工作过程中，由工作环境、工作任务、工作设备等因素导致劳动者身体或心理受到的伤害。包括工业与农业伤害，主要发生于工作场所，或由于工作环境中的某事件所造成的，如工伤主要发生在工作场所，或由于工作环境中某事件所造成，主要伤及躯干。世界上每年有 1.2 亿件职业意外事故发生，其中 21 万件是致死性事故，最为常见的事故原因为坠落。

4. 公共场所伤害　是指发生在公共场所的伤害，其中包括娱乐场所及自然灾害情况下发生的伤害。凡是发生在公共场所的伤害如斗殴、踩踏、火灾等均属此类。

（二）按照伤害的意图分类

1. 故意伤害　指有目的、有计划地自害或加害于他人所造成的伤害。主要包括自杀或自伤、他杀或加害、虐待、疏忽、斗殴、行凶、遗弃、与酒精和毒品消耗相关伤害、暴力和战争。

2. 非故意伤害　指无目的（无意）造成的伤害。主要包括道路交通伤害、跌倒坠落、医疗事故、烧烫伤、中毒、溺水和窒息、运动与休闲伤害、产品（消费品）伤害、职业伤害和其他，如割刺伤、叮咬伤、碰撞打击伤、电击伤、火器伤、训练伤、爆炸伤、气压伤、动物咬（抓）伤等。

而通常所说的意外伤害是指由意外事故或意外事件造成的伤害，其特点是有伤害，但由无意识的、意外的原因引起，一般难以避免、难以预防。而意外事故或意外事件是一种潜在有害的、无意识的、意料之外的偶发事件，可能造成伤害，也可能不造成伤害，难以避免，不能预防。伤害与疾病一样，可被认识、被预防、被控制。传统意义上的伤害与意外伤害在这一点上有所不同。

二、导致伤害的原因及其影响

伤害的导致从病因论角度来看主要体现在能量因素、宿主和环境三个方面的作用及影响。

（一）能量因素

能量是引起伤害的重要致病因子，能量的异常交换或在短时间内暴露于大剂量的能量就会导致伤害的发生。通常容易引起伤害的能量有以下几种。

1. 动能　这是伤害中最常见的病因。碰撞、击打、挤压、刺割、坠落都属于这一类动能传递。

2. 热能　各类烧伤均属于过度的热能暴露所致，而热能的过度缺乏则会导致冻伤。

3. 电能　是导致触电或电烧伤的重要原因。

4. 辐射能　大剂量的放射线暴露可能造成人体伤害。

5. 化学能　强酸、强碱和其他腐蚀性物质均可造成化学烧灼伤，镇痛、镇静、抗癫痫药物、麻醉剂等作用于自主神经系统药物等都极易中毒。

6. 窒息　因窒息而缺氧死亡，多见于溺水或异物堵塞气管。

7. 自然能　高温中暑、严寒冻伤、闪电和雷击伤、强紫外线、气压异常、长期失重都可能造成人体损伤。

8. 有生命力的机械力　动物抓咬伤、昆虫叮咬、植物荆棘等可能造成组织的损伤。过度疲劳、剧烈运动或饥饿在某种意义上也可归于有生命机械力的作用。

（二）宿主

宿主可理解为遭受伤害的人体或与伤害有关的在生物、社会、行为上具有相同特征的群组，也是伤害流行病学的主要研究对象。在伤害流行病学研究中，应从宿主的人口学特征和心理、行为方式方面予以关注。

1. 人口学特征

（1）年龄　伤害发生率和死亡率的年龄差异非常明显，是由于不同年龄段的人群对各种伤害危险暴露不同。年龄是伤害研究中必须单独予以分析和考虑的因素。通常计算伤害发生率、死亡率时，多采用年龄别的发生率和死亡率。

（2）性别　性别因素在伤害中的差异主要因素是暴露机会和暴露率不同，如我国成年女性烫伤、刀割伤明显高于男性，伤害发生中存在着明显的性别差异，除自杀外均为男性高于女性。

（3）种族　伤害的种族差异是存在的，如在美国，白人和土著人的自杀率高于亚裔。

（4）职业　职业因素是伤害的一个十分重要的影响因素。在我国汽车行业工伤流行病学研究中发现，职业伤害以采油集输系统最高，不同部门间伤害发生率差异有统计学意义；在工伤种类中，又以机械伤害、物体打击、起重伤害、坠落和车祸为主。

（5）收入水平　全球道路交通死亡率为17.0/10万，以非洲地区最高，欧洲地区最低，低收入和中等收入国家的道路交通死亡率为高收入国家的2倍以上。

2. 心理、行为特征

（1）饮酒　饮酒是影响司机判断力的重要原因，据事故调查统计，50%～60%的车祸都与饮酒有关。由于酒后自控力和综合定向能力的下降，也容易造成意外跌落、烧伤等其他伤害。

（2）安全带　未使用安全带的事故死亡率约为使用安全带的10.6倍。

（3）心理因素　心理素质是导致各类伤害的重要原因。由于女性和老年人心理脆弱，容易产生自杀倾向。A型性格人群由于在生活中容易争强好胜，所以，多发生车祸、溺水和坠落等伤害，有学者将此称为事故倾向。

（三）环境

影响伤害发生环境是十分复杂，但主要应包括社会环境、自然环境、生产环境和生活环境。

1. 社会环境　在这里主要强调的是社会支持环境。即一个国家和地区是否有相应的伤害预防的法律、法规及其执行的程度。如建筑工人进入工地必须戴安全帽；儿童进入游泳场所必须有大人陪伴等。

2. 自然环境 在自然环境中气象条件是伤害发生的重要影响因素。雨雪天是交通事故的多发时间；浓雾或雨雾天极易造成撞车事故；天气长期干燥，易发生火灾；气压低或潮湿闷热天气，会使人疲乏，是工伤多发的时期等。

3. 生产环境 在生产环境中安全防护设施、生产管理水平、劳动时间、强度及操作规范都是影响伤害发生的因素。

4. 生活环境 生活环境是最容易被忽视，但对伤害的发生却有重要影响。比如居室装修时未采用防滑地面易导致跌落。

第二节 常见意外伤害及其现场急救

如前所述意外伤害指的是突然发生和意料不到的对人体的伤害，如各种急性损伤、溺水、触电等。对于意外伤害的现场急救处理可以遵循以下原则：保持镇静，立即进行简单处理，迅速排除致命和致伤因素，减轻患者痛苦，预防病情加重，减少并发症和后遗症。本节主要阐述日常生活中常见的意外伤害的导致原因、临床表现、现场救护和防范措施。

一、中暑

中暑发生在暑热天气、湿度大和无风的高温环境条件下，是以体温调节中枢功能障碍、汗腺功能衰竭和水电解质丧失过多为特征的疾病。根据发病机制和临床表现不同，通常将中暑分为热痉挛、热衰竭和热（日）射病。三种情况可顺序发展，也可交叉重叠。中暑是一种致命性疾病，病死率较高。

（一）病因

在高温环境中不能充分散热是致病的主要原因。在周围温度升高（> 32℃）、湿度较大（> 60%）和无风的环境中，长时间工作或强体力劳动，又无充分防暑降温措施时，极易发生中暑。此外，在室温较高和通风不良的环境中，年老体弱、肥胖者也易发生中暑。通常，湿热（气温高和湿度大）环境较干热（气温高和辐射强）环境更易发生中暑。

导致中暑的原因：①环境温度过高：人体由外界环境获取热量；②人体产热增加：如从事重体力劳动、发热、甲状腺功能亢进和应用某些药物（如苯丙胺）；③散热障碍：如湿度较大、过度肥胖或穿透气不良的衣服等；④汗腺功能障碍：见于系统性硬化病、广泛皮肤烧伤后瘢痕形成或先天性汗腺缺乏症等患者。

（二）临床表现

严重中暑可分为热痉挛、热衰竭和热（日）射病。

1. 热痉挛　在高温环境下进行剧烈活动时大量出汗，活动停止后常发生肌肉痉挛，主要累及骨骼肌，持续约数分钟后缓解，无明显体温升高。肌肉痉挛可能与体钠严重缺失（大量出汗及饮用低张液体）、过度通气有关。热痉挛也可为热射病的早期表现。

2. 热衰竭　常发生于老年人、儿童和慢性疾病患者。严重热应激时，由于体内液体和钠丢失过多引起循环容量不足，表现为多汗、疲乏、无力、头晕、头痛、恶心、呕吐和肌痉挛，可有明显脱水征：心动过速、直立性低血压或晕厥。体温轻度升高，无明显中枢神经系统损伤表现。根据病情轻重不同，检查可见血细胞比容增高、高钠血症、轻度氮质血症和肝功能异常。热衰竭可以是热痉挛和热射病的中间过程，治疗不及时可发展为热射病。

3. 热射病　热射病是一种致命性急症，主要表现为高热（直肠温度 ≥ 41℃）和神志障碍。早期受影响的器官依次为脑、肝、肾和心脏。根据发病时患者所处的状态和发病机制，临床上分为劳力性和非劳力性（或典型性）两种类型热射病。劳力性热射病主要是在高温环境下内源性产热过多所致，非劳力性热射病主要是在高温环境下体温调节功能障碍引起散热减少所致。

（1）劳力性热射病　多在高温、湿度大和无风天气进行重体力劳动或剧烈体育运动时发病。患者多为平素健康的年轻人，在从事重体力劳动或剧烈运动数小时后发病，约 50% 患者大量出汗，心率可达 160 ～ 180 次 / 分，脉压增大。此种患者可发生横纹肌溶解、急性肾衰竭、肝衰竭、弥散性血管性凝血或多器官功能衰竭，病死率较高。

（2）非劳力性热射病　在高温环境下，多见于居住拥挤和通风不良的城市老年体衰人群。其他高危人群包括精神分裂症、帕金森病、慢性酒精中毒及偏瘫或截瘫患者。表现为皮肤干热和发红，84% ～ 100% 病例无汗，直肠温度常在 41℃ 以上。病初表现行为异常或癫痫发作，继而出现谵妄、昏迷和瞳孔对称缩小，严重者可出现低血压、休克、心律失常及心力衰竭、肺水肿和脑水肿。约 5% 病例发生急性肾衰竭，可有轻、中度弥散性血管性凝血，常在发病后 24 小时左右死亡。

（三）中暑现场急救措施

1. 迅速把患者移到阴凉通风的地方，使之平卧，解开衣扣，松开腰带，脱去鞋袜。

2. 体温较高者，可用冷水浸过的毛巾敷在前额上，扇扇子或吹电风扇。较重者可用乙醇擦浴。

3. 饮用含盐的清凉饮料或生理盐水。

4. 可服十滴水、仁丹等，并可在额部及人中穴等处涂抹清凉油。

5. 一般先兆及轻症中暑经上述处理后，休息便会好转。若延续 4 小时不见好转或有神志不清、高热不退者，应立即送往医院救治。重症中暑因病情危急，须分秒必争及时送往医院，或请医生前来抢救。

（四）中暑现场救护注意事项

1. 迅速撤离日晒或高温环境，转移患者到阴凉通风的地方，是终止暑热、高温对人刺激的首要任务。

2. 在用冷水降温时，要同时摩擦皮肤，避免因皮肤骤冷导致血管收缩，出现降温缓慢的情况。用各种方法降温时，最好每 10 分钟测肛温 1 次，肛温降到 38℃左右时，则停止降温。

3. 大汗淋漓时，不要直接让风吹拂，宜用毛巾擦干。发现患者手足凉时，要加盖衣被，注意保暖，防止体温过低而虚脱。

4. 密切观察病情变化，特别是体温和血压、心脏的情况。体温持续不退或神志不清者，要立即送往医院救治。

（五）中暑的预防

1. 合理膳食，补充水分。夏季的营养膳食应是高热量、高蛋白、高维生素 A、维生素 B_1、维生素 B_2 和维生素 C。可多饮番茄汤、绿豆汤、豆浆、酸梅汤等。高温酷暑的夏天，可多饮用盐开水或补充含有钾、镁等微量元素的运动型饮料以补充盐分和矿物质。

2. 保证休息和睡眠。

3. 着轻薄、色浅服装。尽量选择宽松和浅色的衣物（如白色、灰色等）并戴上宽檐帽和墨镜或用遮阳伞，也可以涂抹防晒霜。

4. 户外活动应尽量选择在阴凉处进行并携带防暑药物，如清凉油等。

5. 特殊人群防暑降温。对于老年人、孕妇、有慢性疾病的人，特别是有心血管疾病的高危人群，在高温季节不仅要尽可能地减少外出，还要给予特别关注。

6. 驾车出行注意控制车内温度，勿在车内关窗休息。

7. 劳动者无法避免高温下作业时，需改善作业条件，并加强防护措施，尽可能补充丢失的水分和盐分。需要注意避免易患中暑倾向者在高温下作业。

二、溺水

溺水也称淹溺，是指淹没或沉浸在水中，引起呼吸系统损伤导致窒息和缺氧的过程。因主要致死机制或吸入水量的不同，溺水可分为干性溺水和湿性溺水。全球每年有 30 余万人溺亡，以老人和小孩发生的风险最大，其中以男孩居多。另外，如淹溺于粪坑、污水池和化学物质贮存池时，还可引起皮肤黏膜损伤和全身中毒。

（一）病因

不会游泳者意外落水；游泳时间过长力气耗尽，受冷水刺激发生肢体抽搐或肢体被缠绕；潜水时发生意外；投水自杀；在浅水区嬉戏、跳水，头部撞击硬物发生颅脑损伤而溺水；游泳过程中疾病急性发作等。

（二）临床表现

溺水最重要的表现是窒息导致的全身缺氧，可引起心脏、呼吸骤停、脑水肿；肺部吸入污水可引起肺部感染、肺损伤。随着病程演变将发生低氧血症、弥散性血管内凝血、急性肾损伤、多器官功能障碍综合征等，直至死亡。

（三）临床分类

溺水在临床上主要按照溺水时间长短或致死机制进行分类。

1. 依据溺水时间长短分类　①轻度溺水：落水片刻，吸入或吞入少量液体，有反射性呼吸暂停，意识清醒，血压升高，心率加快，肤色正常或稍苍白。②中度溺水：溺水1～2分钟，水可经呼吸道或消化道进入体内，由于神经反射依然存在，引起剧烈呛咳、呕吐，可出现意识模糊、烦躁不安、呼吸不规则或表浅、血压下降、心率减慢、反射减弱。③重度溺水：溺水3～4分钟患者出现昏迷，面色发绀或苍白、肿胀，眼球突出，四肢厥冷，血压难以测及，口腔及鼻腔充满血性泡沫，可有抽搐；呼吸、心搏微弱或停止；胃扩张，上腹膨隆。

2. 按照致死机制或吸入水量的不同分类　①干性溺水：人入水后因受强烈刺激（惊慌、恐惧、骤冷等），引起喉部痉挛，以致呼吸道完全梗阻，造成窒息死亡。当喉部出现痉挛时，心脏可反射性地停搏，也可因窒息、心肌缺氧而致心脏停搏。所有的溺亡患者中，10%～40%可能为干性溺水。②湿性溺水：人淹没于水中，本能地引起反应性屏气，避免水进入呼吸道，但由于缺氧使屏气不能坚持，从而被迫深呼吸，使大量水进入呼吸道和肺泡，阻滞气体交换，引起全身缺氧和二氧化碳潴留；同时，呼吸道内的水迅速经肺泡吸收到血液循环。

（四）溺水现场急救措施

1. 溺水者水中自救　不熟悉水性者落水后要保持镇静，采取仰面位、头顶向后，口向上方使口鼻露出水面，深吸气浅呼气，以待他人施救。不可将手上举或挣扎，否则更易下沉。

2. 溺水者被救上岸后首先清除口鼻淤泥、杂草、呕吐物等，并打开气道。

3. 大多数溺水者只吸入少量的水，且很快会吸入血液循环，不会形成气道梗阻。因而在溺水抢救现场不需为患者进行各种控水措施。

4. 溺水者如意识完全丧失伴大动脉搏动消失，心脏停搏的诊断即成立，应立即现场实施 CPR，并呼叫救援，尽早转送至医院。

（五）溺水现场急救注意事项

1. 决定溺水患者预后的最重要因素是缺氧持续时间和程度，因此最重要的现场紧急救援措施是迅速使患者脱离溺水环境。

2. 尽早恢复通气，包括清除患者口鼻内水、泥沙污物及呕吐物等，恢复呼吸道通畅。

3. 应注意以上两个步骤须迅速、有序衔接，并及早进入下一步，判断患者是否出现呼吸、心跳停止，以决定是否立即进行 CPR。

4. 所有溺水者，均建议送医继续观察和治疗，尤其近乎溺死者，因其可能在溺水发生后 72 小时内死于各种并发症。

（六）溺水的预防

1. 做好宣传教育工作，尤其应告知儿童，避免独自外出游泳戏水。

2. 不让婴儿、儿童、老人及残疾人独自留于浴池中，在海滩、水池边等处需照看好儿童。

3. 在游泳前判断好游泳环境，尤其浅水区域环境；最好在限定范围内游泳并由有经验者陪同。

4. 游泳前，对自我状态及运动能力进行初步判断，量力而行；游泳前不宜进食。

5. 潜水作业前，仔细检查装备安全性。

6. 儿童应尽早学会游泳，成人及 12 岁以上儿童应熟悉心肺复苏基本技术。

三、跌倒

跌倒是指人在行走过程中不慎被绊倒而导致的身体某个或多个部位受伤的现象。四肢扭伤是跌倒后最常见的损伤，伤后主要表现为损伤部位疼痛肿胀和关节不能活动。人体最容易扭伤的部位有腰、踝、膝、肩、腕、肘、髋等。其处理原则及急救处理措施如下。

（一）扭伤处理的原则

保护、休息、冰敷、抬高。

（二）扭伤的程度及现场处理措施

1. 轻微的扭伤　疼痛不剧烈，局部无肿胀变色，活动不受限或轻度受限，关节无变形。此时，可判断为韧带轻度拉伤痉挛，停止正在进行的活动，让受伤的部位得到充分休息。

2. 稍重的扭伤　疼痛剧烈不易缓解，局部肿胀，行走跛行，有时可见皮下瘀血，休息后不能缓解。此时，韧带可能已经部分撕裂，应立即冰敷，用冰袋冰敷至肿胀范围缩小或不再扩大，每次 15 ～ 20 分钟，每天 3 ～ 4 次，有助于减少肿胀和疼痛，冰袋外可裹一条干毛巾，避免冻伤。24 小时后可热敷、理疗。

3. 严重的扭伤　疼痛剧烈，局部迅速肿胀，随后出现瘀斑，严重时可有关节畸形，患肢无法承重。此时，韧带可能断裂甚至骨折，应立即停止活动，避免对受伤部位造成进一步的伤害。不要随意移动受伤部位，尽量保持受伤时的姿势，呼叫救援并及时送往医院。在等待救援过程中，如果有条件，可以进行冰敷，但不要自行进行加压包扎等操作，以免处理不当影响预后。

（三）特殊人群跌倒的现场处理

特殊人群跌倒后处理方式各不相同。老年人跌倒后不要急于扶起，先评估意识和外伤情况，有出血需按压止血，意识不清等严重症状要拨打急救电话。婴儿跌倒要观察哭闹、身体有无肿块等，幼儿跌倒后注意肢体活动情况，异常需就医。孕妇跌倒后感到腹痛、阴道流血和胎动异常应立即就医。残疾人跌倒要根据残疾类型判断受伤情况，给予合适帮助。患有慢性病的患者群跌倒，要关注意识、生命体征，处理原发病症状后及时送医检查。

四、电击伤

电击伤是指人体接触一定量的电流或被闪电（雷电）与电弧击中，造成全身和局部损伤或功能障碍，甚至死亡也称触电。电流能量转化为热量还可造成电烧伤，雷电击伤是瞬间的超高压直流电造成的特殊损伤。

（一）引发电击伤因素

1. 主观因素　工作、生活中缺乏安全用电知识或麻痹大意，如在电线上挂晒衣物，误碰裸露的电线或开关；随便玩弄电器设备；或身体进入高压电弧内；雷雨时在大树下避雨，或撑铁饼伞；或直接用手拉救触电者。

2. 客观因素　高温高湿环境、腐蚀性化学车间、雷雨季节等使电器绝缘性降低，容易漏电。人体淋雨受潮，皮肤电阻降低，也会使大电流容易通过人体。电器及线路等没有定期检查和维修产生漏电，或暴风雨刮倒电线杆，电线断裂下落，火灾时电线烧断以及雷电击等。

（二）临床表现

电击损伤程度与电流强度、电流种类、电压高低、通电时间、人体电阻等有关。电流通过心脏易导致心脏骤停，通过脑干使中枢神经系统麻痹、呼吸暂停。临床上可呈现为全身性和局部表现。

1. 全身表现　轻者仅表现痛性肌肉收缩、惊恐、面色苍白、头痛头晕、心悸等；重者可导致意识丧失、休克、心跳呼吸骤停。电击后常表现出恶性心律失常、肺水肿、胃肠道出血、凝血功能障碍、急性肾损伤等。有些严重电击伤患者当时症状可能不重，1小时后却可突然恶化。应特别重视多重损伤并存的可能性，如强制性肌肉损伤、内脏器官损伤和体内外烧伤。幸存者可能有心脏和神经后遗症。

2. 局部表现　低电压所致的烧伤常见于电流进入点与流出点，伤面小，直径0.5～2cm，呈圆形或椭圆形，焦黄或灰白色，干燥，边缘整齐，与健康皮肤分界清晰，一般不伤及内脏，致残率低。高压电击的严重烧伤常见于电流进出部位，皮肤入口烧伤比出口严重，进口与出口可能不止一个，烧伤部位组织焦化或碳化。高压电击创面的最突出特点为皮肤的创面很小，而皮肤下深度组织的损伤却很广泛。血管病变为多发性栓塞、坏死；胸壁电击伤可深达肋骨及肋间肌并致气胸；腹壁损伤可致内脏坏死或中空脏器坏死、穿孔；触电时肌群强直性收缩可致骨折或关节脱位。

3. 临床分型　根据严重程度的不同，通常临床上分为轻型、重型和危重型。

（1）轻型　触电后，因肌肉强烈收缩，有可能人体很快被弹离电流。患者表现惊慌，四肢软弱，面色苍白，头晕，心动过速，表现呆滞，呼吸急促，皮肤烧灼处疼痛明显。

（2）重型　患者神志不清，呼吸不规则，增快变浅，心率加快，心律不齐，或伴有抽搐、休克。有些患者可转入假死状态，心跳呼吸极其微弱或暂停，心电图可呈心室颤动。经积极治疗，一般也可恢复，或遗留有头晕、耳鸣、眼花、听觉或视力障碍等。

（3）危重型　多见于高压电击伤，或低压通电时间较长。患者昏迷，呼吸心跳停止，瞳孔扩大。

（三）电击伤的现场急救措施

1.脱离电源　电击伤患者现场急救的第一步即应使患者迅速脱离电源。急救时应首先确保现场救人者自身的安全，并在第一时间切断电源，或用绝缘物使触电者与电源分离，采取保护措施将伤者搬离危险区。

2.心肺复苏　患者脱离电源后应立即检查心肺情况，如患者已呼吸心跳停止，应立即进行胸外心脏按压和人工呼吸。需要注意的是，少数患者触电后，心跳和呼吸极其微弱，甚至暂时停止处于"假死状态"，要认真鉴别，不可轻易放弃对触电者的抢救。

3.紧急送医　如患者经积极现场急救后，能触及颈动脉搏动，恢复自主呼吸，面色改善，口唇有转红，表示抢救成功，应紧急联系 120 送医，等待过程中密切关注患者呼吸心跳情况。

（四）电击伤的预防

1.大力宣传安全用电，加强自我保护与相互保护意识，熟知安全急救方法。

2.严格遵守安全生产的组织与技术措施，定期对线路和电器设备进行检查和维修，严禁私拉电线和在电线旁晾晒衣被，救火时应先切断电源。高压电周围配置防护栏，并有明显警示标志。

3.当电线落地时，人与落地点保持室内 4 米、室外 8 米以上安全距离，若小于上述距离，应单脚跳跃或双脚并小步迅速离开不安全区域，进入不安全区域应穿绝缘鞋。

4.雷雨时不能在高压电线附近作业，不要在树下避雨，不撑铁饼伞，避免停留在高地，家中切断外接天线。

五、烧烫伤

烧伤是一种由物理或化学因素，如各种热源、光电、放射线等因素所致的人体损伤，是常见的意外损伤之一，它的本质是蛋白质的变性。热源包括热水、热蒸气、热固体及火焰等，轻微的烧烫伤一般预后较好，大面积烧伤患者的病情危重需紧急救治。

（一）临床表现及病情判断

人体组织被烧伤后出现变性坏死，体液渗出引起被烧伤组织水肿、变性。小面积的浅度烧伤体液渗出有限，经人体代偿后一般不影响全身的有效循环血容量；而大面积或深度烧伤因大量体液渗出、血容量不足致休克、感染等多重病理变化，易合并脓毒症和多器官功能损伤，治疗难度高，预后差。故而，对烧伤患者的伤情严重程度判断尤为关键。

1. 烧伤面积的估算　烧伤面积指皮肤烧伤区占人体表面积的百分数。我国常用九分法计算或手掌法估算，见表4-1。成人的身体表面被分为占全身表面积9%或9%倍数的解剖区域，九分法即基于此前提下。九分法在医院用于严重烧伤评价的实际指导，是决定患者补液量的依据。手掌估算法是以患者本人手掌（包括手指掌面）面积为体表总面积的1%，不论年龄、性别，将患者五个手指并拢，其手掌面积即估算为1%体表面积；与成人相比，婴幼儿头部占的体表面积比例较大，而下肢所占的比例则较小，故而婴儿烧伤更适用手掌估算法。小面积烧伤，一般用手指法估算烧伤面积，大面积烧伤时用100减去患者手掌测量未伤及皮肤，以此计算烧伤面积。

表4-1　九分法估算烧伤面积

部位	成人各部位面积（%）	小儿各部位面积（%）
头额	9×1=9（发部3、面部3、颈部3）	9+（12-年龄）
双上肢	9×2=18（双手5、双前臂6、双上臂7）	9×2
躯干	9×3=27（腹侧13、背侧13、会阴1）	9×2
双下肢	9×5+1=46（双臀5、双大腿21、双小腿13、双足7）	46+（12-年龄）

2. 烧伤深度的判断　烧伤深度在评估烧伤严重性，制定伤部治疗和护理计划，评估功能和整容、美容效果时非常重要。临床普遍采用的方法是三度四分法，见表4-2。

Ⅰ度烧伤（如晒伤）：仅伤及表皮浅层，特点是红斑、疼痛和没有水疱，没有生命危险，通常不需要静脉输液。正常情况下这类烧伤在3～5天会痊愈。

Ⅱ度烧伤（非全层烧伤）：皮肤呈红色或斑驳色，伴有肿胀和水疱，表面可能有渗出、潮湿，对疼痛过敏，甚至对空气流动也有痛觉。浅Ⅱ度伤及表皮的生发层与真皮乳头层（真皮浅层）；深Ⅱ度伤及皮肤真皮乳头层及部分真皮网状层。

Ⅲ度烧伤（全层烧伤）：是全皮层烧伤甚至达到皮下、肌肉及骨骼。皮肤发黑或皮革样，也可能呈半透明，斑驳样或蜡白色，表面可能发红，压之不褪色，无痛，且常常是干燥的。

表4-2　烧伤深度三度四分法

分度	皮损性状	皮损状态	感觉	预后或恢复期
Ⅰ度	粉红或红色	干燥	疼痛	数天
浅Ⅱ度	粉红、大水疱	潮湿	疼痛	2～3周
深Ⅱ度	粉红、出血性水疱	潮湿	疼痛	数周，或发展为Ⅲ度，需植皮
Ⅲ度	白色、褐色	干燥、似皮革	无感觉	需切痂皮、植皮或截肢

3.烧伤伤情的分级　对于烧伤严重程度分级，主要根据烧伤面积、深度及是否有并发症等进行综合判断。我国采用的烧伤程度分级具体如下：

（1）轻度烧伤　Ⅱ度烧伤占全身体表面积的10%以下，小儿占全身体表面积的5%以下。

（2）中度烧伤　Ⅱ度烧伤总面积达10%～29%，或Ⅲ度烧伤面积在10%以下，小儿Ⅱ度烧伤面积达6%～15%或Ⅲ度烧伤面积在5%以下。

（3）重度烧伤　烧伤总面积30%～49%或Ⅲ度烧伤面积在10%～19%；或烧伤面积虽然不足30%，但合并全身情况严重，已有休克、复合伤、合并伤、呼吸道吸入性损伤或化学中毒等并发症。小儿烧伤面积达16%～25%或Ⅲ度烧伤面积6%～10%。

（4）特重度烧伤　烧伤面积50%以上或Ⅲ度烧伤面积达20%，已有严重并发症。

4.电烧伤的表现　电烧伤是由于电流接触患者身体引起，与其他类型的烧伤最大的不同是电烧伤实际伤情常较其表面皮肤看起来更为严重。因电击烧伤时，人体起到电流导体的作用，产生的热量导致组织的热损伤，因体表和深部组织的散热率不同，导致相对正常的表面皮肤同时合并深部肌肉的损伤甚至坏死。横纹肌溶解导致肌红蛋白释放，引起急性肾衰竭。

（二）烧伤的现场急救措施

1.迅速脱离热源，积极灭火，脱去烧烫过的衣物，切忌粗暴剥脱，以免造成水疱脱皮或对烧伤组织加重损伤。在烧伤现场可用干净敷料或布织物保护伤处避免再污染和损伤，之后立即送往医院治疗。

2.对于因暴露于酸、碱或石油产品等化学品引起的烧伤，去除化学物品避免其继续损伤并立即进行伤处的处理是关键。化学烧伤受接触时间、化学品浓度和剂量的影响。烧伤后应立即以大量清水冲走化学物质，至少持续20～30分钟，因碱烧伤更为严重，应予更长时间的冲洗。中和剂并不比清水冲洗更为有益，须慎重使用，原因是化学品与中和剂的反应本身即可能产热，导致更进一步的组织损伤。

3.初步评估伤情，烧伤患者常伴有呼吸道烧伤情况，应特别注意有无呼吸道吸入性损伤，保持呼吸道通畅。如大出血、窒息、开放性气胸、严重中毒等，应迅速组织抢救。如出现心脏呼吸骤停时，确定环境安全后应立即行心肺复苏。

4.轻度烧伤，特别是四肢烧伤，应立即用冷水连续冲洗或浸泡，可迅速降低热度及减轻热源对组织的持续烧伤。对大面积严重烧伤者需立即建立静脉通道，予以补液、抗休克治疗，应遵循就近原则尽快转运至医院；但严重烧伤患者早期切忌长途转运。

六、冻伤

冻伤是北方冬季常见的疾病之一，是指短时间暴露于极低温或长时间暴露于冰点以下的低温所引起的损伤。严重者可以造成肢体感染、坏疽，可致永久性功能障碍，如果处理不及时甚至可以导致多器官功能衰竭，以致死亡，需紧急抢救。因此，科学预防冻伤，早期正确、及时处理非常重要。

（一）病因

冻伤的直接病因是低温，其损伤程度与低温持续时间成正比，但还有多种外界和机体因素影响冷损伤的发生。

1. 外界因素

（1）寒冷环境　包括①低温强度：当环境温度低于0℃时，人体体表热量迅速散失，如果温度极低，如在极地区域、高山地带等，冻伤的风险会大大增加。②暴露时间：即使温度不是很低，但长时间暴露在寒冷环境中，也容易导致冻伤。例如，在寒冷的户外进行长时间的作业、运动或被困在寒冷环境中无法及时脱离等情况。

（2）风速影响　风速气流能加速热的对流。因此，本来不至于引起冻伤的低温，由于风速大，就可引起冻伤。

（3）湿度因素　潮湿水是良好的导热体，因而在遭受相同低温的条件时，身体潮湿部位皮肤比干燥区更容易发生冻伤。

2. 机体因素

（1）全身性因素　凡能降低人体全身抵抗力的因素，如饥饿、营养不良、过度疲劳、酗酒等，均可削弱人体对外界温度变化的适应和调节能力，使人的耐寒力明显下降，容易发生冻伤。

（2）局部性因素　肢体受压造成局部血液循环障碍，组织血流灌注不足，可以促进冻伤的发生。如靴鞋太小太紧，压迫足趾；或长时间不能平卧休息，下肢血流和淋巴的回流减少，以致足部肿胀而使靴鞋相对过紧等。

3. 行为因素　穿着不当，饮酒或使用某些药物等。

（二）冻伤分度及其临床表现

按冻伤的严重程度可分为四度冻伤。

1. 一度冻伤　特点是充血和水肿。皮肤呈现紫红色，复温后出现红肿、刺痛和灼热等症状。一度冻伤不经治疗可自行消退，皮肤外表无明显变化，可有上皮脱屑，不留明显痕迹。

2. 二度冻伤　特点是水疱形成，水疱液澄清，属浆液性，有时也可为血性。局部疼痛较剧，红肿明显。如不合并感染，二度冻伤也能自行恢复，水疱在2周后完全被吸收，形成痂皮，脱落后露出粉红色柔嫩的表皮，容易受损，需加保护。预后也不留瘢痕，但患肢对寒冷的敏感性增高，遇冷时有刺痛，并有多汗症。

3. 三度冻伤　特点是皮肤的全层组织发生坏死。皮肤呈紫绀或紫红色，感觉消失；冻伤区周围有较剧的疼痛，并出现水肿和水疱，水疱液呈血性。坏死的皮肤最后形成黑色干硬的痂皮，为干性坏死；痂皮脱落后露出肉芽组织，或形成溃疡。如合并感染，则形成湿性坏死，坏死区可波及肌肉等深层组织。愈合后留有瘢痕和功能障碍等后遗症。

4. 四度冻伤　特点是受累肢体的全部组织包括肌肉和骨组织都发生坏死。皮肤呈紫蓝色或青灰色，触之呈冰冷感；痛觉及触觉消失或明显迟钝。冻伤区和健康组织交界处可出现水疱，在 12～14 天出现坏死的分界线，一般为干性坏疽。如有静脉血栓形成、周围组织水肿或继发感染，则变为湿性坏疽。

(三) 冻伤的现场急救措施

冻伤现场急救处理原则为迅速脱离寒冷环境，尽早快速复温，局部涂敷冻伤膏，二度以上冻伤应尽快转送至医院。

1. 复温处理 方法是将受冻的肢体浸泡在 38～42℃的温水中，并保持水温，不宜温度过高，否则反而有害。浸泡的时间取决于冻结的深度和程度，一般主张持续到冻结组织软化、感觉恢复、皮肤和指（趾）甲床出现潮红为止。尽量采取快速融化复温（＜30 分钟）方式，如能在 5～7 分钟复温最好；快速融化复温过程中常出现剧烈疼痛，可给予镇痛剂处理。复温时，如足部与鞋袜仍冻结在一起，可全部浸于温水中，待融化后轻轻脱去或小心剪开；耳、颜面部可用温热毛巾湿敷或温水淋洗复温；如无足够的温水进行浸泡，可把冻肢放在腋下或腹部等身体温暖的部位进行复温。

2. 局部处理 应保持冻伤局部清洁，根据冻伤不同程度进行处理。

（1）一、二度冻伤用 0.1% 苯扎溴铵溶液涂抹冻伤区及其周围皮肤后，选用干软的吸收性敷料做保暖包扎。也可局部敷 1% 呋喃西林霜剂、2% 新霉素霜剂，或 5% 磺胺嘧啶锌软膏。对较大水疱，可用注射器抽出其中浆液后再做包扎。

（2）三、四度冻伤应尽快就医，防止伤情进一步加重。对于脉搏及呼吸消失者，应立即实施心肺复苏术。

(四) 冻伤的预防

1. 避免受冻 在寒冷环境下要做好防冻措施，注意防寒避风。措施包括使用御寒装备、穿防风衣物，或皮肤涂抹凡士林油剂；防湿防汗；防"静"，避免肢体长时间静止不动。

2. 增强对冷的适应能力 采用冷水浴，冷水洗脸、洗手或洗脚等冷水刺激方法提高机体对严寒引起体温过低和冻伤的抵抗力；进食高寒食谱，保证充足的能量供给。

3. 加强营养 给予高热量的热饮料和流质饮食，必要时给予静脉营养和能量合，补充维生素 C、维生素 B_1 和维生素 E 等。

4. 禁烟 患者要禁烟以免引起微血管收缩。

七、犬、猫咬伤

日常的动物咬伤多来自宠物，最常见的为犬、猫咬伤。犬、猫咬伤部位以四肢、头面部、颈部多见。咬伤时，除造成局部组织撕裂损伤外，由于动物牙缝、唾液内常存在多种致病菌或病毒，尤其是有丰富的厌氧菌，如破伤风杆菌、气性坏疽杆菌、梭状芽孢杆菌等，可造成伤口迅速感染。因其咬伤后的伤口常较深、组织破坏多，非常适合厌氧菌繁殖，并容易发展成非常危险的状态，甚至导致死亡。

（一）临床表现

1. 局部和全身表现 被咬伤后局部可见利牙撕咬形成的牙痕和伤口，周围组织水肿，皮下出血、血肿，局部疼痛感。部分病例在 8～24 小时后出现伤口感染表现，伤口疼痛加剧，周围逐渐出现红肿、脓性分泌物，分泌物可有异常气味，咬伤部位上方引流淋巴结肿大。全身症状一般较轻，如伤口感染严重可出现淋巴管炎、头痛头晕、发热等症状，严重者可出现化脓性关节炎、骨髓炎、脓毒症等危及生命。

2. 狂犬病毒感染表现 犬、猫咬伤均可能导致感染狂犬病毒。狂犬病毒能在狗的唾液腺中繁殖，咬伤人后通过伤口残留唾液使人感染，狂犬病发作潜伏期长短不一，多数为 20～90 天（也有短至 10 天，长达 10 年以上的报道），潜伏期的长短与年龄、伤口部位、伤口深浅、入侵病毒的数量和毒力等因素相关。狂犬病的典型临床经过分为三期。

（1）前驱期　可持续 1 天至 1 周，为非特异性表现，常出现伤口局部的麻、痒，以及低热、恶心呕吐、头痛、肌痛、咽喉痛、乏力等全身症状。

（2）急性神经症状期　80% 表现为躁狂型，烦躁不安、恐慌、恐水、易激怒、过度兴奋；20% 表现为麻痹型，开始时少有意识改变，仅表现为四肢无力、发热，继而出现肢体软弱、共济失调、二便失禁等。

（3）麻痹期　患者逐渐进入安静状态，痉挛停止，患者渐趋安静，出现迟缓性瘫痪，随着病情发展出现呼吸微弱、脉搏细数、血压下降、反射消失、瞳孔散大，进入昏迷状态。若未在重症监护病房予器官功能支持治疗，一般多在昏迷 2～3 天后死亡。狂犬病死因通常为呼吸循环衰竭，由于狂犬病无特效药物，病死率极高，近乎 100%。

（二）犬、猫咬伤现场急救措施

犬、猫咬伤现场急救的关键是对伤口进行正确处理。

1. 如伤口流血，只要流血不多，不应急于止血，且流出的血液可将伤处残留的狂犬唾液带走，起到一定的消毒作用。

2. 对流血不多的伤口，要从近心端向伤口处挤压出血，以利排毒。在最初 2 小时内，及早彻底清洗伤口，减少狂犬病病毒感染机会。

3. 用干净刷子，浓肥皂水反复刷洗伤口，尤其是伤口深部，及时用清水冲洗，刷洗时间至少 30 分钟。

4. 清洗好伤口后，反复用酒精度为 50～70 的白酒涂搽伤口，有条件时可用碘伏或医用乙醇，一般不包扎，保持伤口裸露。对伤口延误处理且已结痂者，应去除结痂后按上述方法处理。

5. 及早转送医院就诊，视狂犬病暴露情况给予免疫球蛋白的被动免疫和疫苗的主动免疫。及时合理抗感染治疗。

八、毒蛇咬伤

毒蛇口腔内有毒腺，由排毒管和毒牙相连，毒腺所分泌的毒液即为蛇毒，蛇毒的化学成分主要是具有酶活性的多肽和蛋白质。不同蛇的毒性成分不尽相同，一种蛇又可含多种有毒成分，但常常以一种成分为主。我国已发现蛇类 300 余种，有毒蛇超过 100 种，其中剧毒、危害大的蛇种主要有眼镜蛇科（眼镜蛇、眼镜王蛇、金环蛇、银环蛇），蝰蛇类的蝰亚蛇科（蝰蛇），蝮亚蛇科（五步蛇即尖吻蛇、竹叶青、蝮蛇、烙铁头），海蛇科（海蛇）。据不完全统计，我国每年发生 25 万～ 28 万例毒蛇咬伤，每年 7 ～ 9 月是蛇咬伤高峰期，以 50 岁及以上人群为主，咬伤部位多为四肢，下肢高于上肢。

（一）毒蛇蛇毒分类及危害

临床上根据蛇毒对人体的毒性效应，分为神经毒、血液毒和细胞毒类蛇。每种毒蛇可同时含多种不同毒素，如眼镜王蛇主要含神经毒和血液毒、蝮蛇以血液毒为主兼有神经毒、尖吻蝮蛇为血液毒兼有细胞毒。

1. 神经毒为主　金环蛇、银环蛇及海蛇等，神经毒可麻痹感觉神经末梢引起肢体麻木，阻断运动神经与横纹肌之间的神经传导，引起肌肉迟缓性麻痹。

2. 血液毒为主　竹叶青、蝰蛇、红脖颈槽蛇等，血液毒主要影响人体血液及心血管系统，引起溶血、出血及心脏衰竭。

3. 细胞毒为主　中华眼镜蛇等，细胞毒可非特异性地介导细胞凋亡、坏死，致使局部各种细胞、组织和皮肤损害等。

（二）临床表现

毒蛇咬伤的临床表现有明显不同，20%～ 50% 的毒蛇为"干咬"，即毒蛇咬而不释放毒素，无明显中毒症状和体征。神经毒性发作可在数分钟内，一般不超过 6 小时，但神经功能恢复可能需数天甚至长达数周；凝血功能可在几小时内发生异常，可持续达 2 周以上。

1. 神经毒损伤表现　伤口反应较轻，无红、肿、痛、出血等局部症状，或初起仅有轻微的痛、肿和麻痒感。因局部症状不明显，咬伤后不易引起重视，但蛇毒吸收快，一旦出现全身中毒症状，则病情进展迅速和危重。全身中毒症状一般在 1 ～ 3 小时后出现，表现为视物模糊、乏力头晕、胸闷、呼吸困难、眼睑下垂、声音嘶哑、言语及吞咽困难等，重者迅速出现呼吸衰竭和循环衰竭。神经毒引起的骨骼肌迟缓性麻痹，以头颈部为先，扩展至胸部，最后到膈肌。故而，在临床上面对初始咬伤症状不明显患者，可能为神经毒类蛇咬伤，应予足够的留观时间，避免造成不可挽回的后果。

2. 血液毒损伤表现　常累及凝血系统和血小板，触发促凝及抗凝效应、纤维蛋白溶解，以及毒素对血管壁的直接破坏，促进或抑制血小板的聚集，综合效应可使机体出现皮肤及内脏广泛出血、溶血、血红蛋白尿、休克、弥散性血管内凝血等病理过程。血液毒损伤可表现为局部出现明显的肿胀、疼痛、瘀斑，轻者在牙痕或伤处流出血液难以凝固，严重者可引起伤口流血不止。

3. 细胞毒损伤表现　局部症状显著，伤处可见明显肿胀，痛感剧烈，伴有水疱、出血、咬痕斑和局部组织坏死。肿胀可迅速向肢体近端蔓延，溃烂坏死严重者可致患肢残废；心肌损害出现心功能不全；横纹肌破坏可出现肌红蛋白尿合并肾功能不全；病情恶化导致多器官功能障碍综合征。

4. 混合毒素损伤表现　眼镜蛇、眼镜王蛇、蝮蛇等咬伤常可同时出现神经毒、血液毒和细胞毒的临床表现。临床特点为发病急、病情危重、治疗时间较长、治疗难度大，局部与全身症状均较明显，致死或致残率高。

（三）毒蛇咬伤的辨别

1. 是否为蛇咬伤　首先必须排除其他动物咬伤的可能性。其他动物咬伤亦有各自的特点，如蜈蚣咬伤后局部有横行排列的两个点状牙痕，黄蜂或蝎子蜇伤后局部为单个散在的伤痕。一般情况下，蜈蚣等致伤后，伤口较小且无明显的全身症状。

2. 是否为毒蛇咬伤　主要依据蛇的外形特征、特殊的牙痕、局部伤情及全身表现来鉴别。毒蛇与无毒蛇咬伤的区别见表4-3。

表4-3　毒蛇与无毒蛇咬伤的区别

比较项目		有毒蛇	无毒蛇
蛇外观	头型	多数呈三角形，亦有椭圆形	多数呈椭圆形，少数呈三角形
	体背、斑纹	体背见特殊斑纹，粗短，不匀称	多呈暗色，无斑纹，较均匀
	尾巴、外观	尾短钝或侧扁，不畏人，爬行慢	长、细、怕人，爬行快捷
	牙痕	一对，深、浅、粗、细依蛇种而论	呈锯齿状，浅小，密集成排
伤情	疼痛	剧痛、灼痛、渐渐加重、麻木感	疼痛不明显，不加剧
	出血	可见出血不止	出血少或不出血
	肿胀	瘀斑，血疱，变黑坏死，进行性肿胀	无肿胀
	淋巴结	附近淋巴结肿痛	无
	全身症状	较快出现	除紧张外无症状
	血、尿检查	早期异常	无异常

3. 毒蛇种类判断　准确判断何种毒蛇咬伤比较困难，最为可靠的依据是亲眼见到毒蛇外观；局部的伤情及全身表现、实验室检查结果等亦可作为判断的重要依据。

（四）毒蛇咬伤现场急救措施

急救原则是迅速减缓毒液吸收，有条件时可使用负压吸出局部蛇毒，不应等待症状发作时才确定是否中毒，而应立即送医急诊处理。

1. 脱离　立即远离被蛇咬伤的地方，如蛇咬住不放，可用棍棒或其他工具使其离开，水中被蛇（如海蛇）咬伤应立即将受伤者移送到岸边或船上，以免发生淹溺。

2. 认蛇　尽量记住蛇的基本特征，包括体形、蛇头、蛇体和颜色，有条件时应拍摄到蛇的图片。不宜企图捕捉或追打蛇，以免发生二次被咬伤。

3. 解压　去除受伤部位的各种受限物品，如戒指、手镯、手表、较紧的衣裤袖口、鞋子等，以免后期肿胀逐渐严重，加重受压损伤。

4. 镇定和制动　尽量保持冷静，避免慌张、激动；全身制动，尤其受伤肢体制动，受伤部位相对低位（保持在心脏水平以下），使用担架或类似物将伤者抬送至可转运地方，并尽快转送医疗机构。

5. 包扎　绷带加压固定是唯一推荐用于神经蛇毒咬伤的急救方法，这种方法不会引起局部肿胀。

6. 伤口处理　及时冲洗伤口可以起到减少蛇毒吸收的作用，无条件时可用清水或肥皂水等；负压吸引，如随身带用茶杯，可对伤口作类似"拔火罐"的负压吸引处理。

7. 医疗干预　须及早进行，发现被蛇咬伤时应第一时间联系120，等待的同时进行以上处理。

（五）毒蛇咬伤的预防

1. 教育群众预防蛇伤的基本知识，建立蛇伤防治网络。
2. 搞好住宅周围的环境卫生，彻底铲除杂草，清理乱石，消灭毒蛇的隐蔽场所。
3. 进入草丛前，应先用棍棒驱赶毒蛇。进入山区、树林、草丛地带时应穿好长袖上衣、长裤及鞋袜，扎紧裤腿，并注意排查毒蛇的存在。
4. 不要随意在蛇可能栖息的地方坐卧，忌徒手伸入鼠洞和树洞等。
5. 遇到毒蛇时，应绕道通过，不应惊慌失措，或采用左、右拐弯的走动来躲避追赶的毒蛇。
6. 对毒蛇养殖户或人员进行严格上岗前培训，规范工作程序，加强蛇作业中的个人防护，使用有效的防护工具。

九、毒虫叮咬伤

随着人们亲近大自然，走进户外，四肢和身体其他部位暴露在外的机会增大，外露的皮肤容易被一些毒虫叮咬。常见毒虫有蚊子、蜜蜂、黄蜂、蝎子、蜈蚣等。一旦遇上毒虫叮咬，要尽快进行正确的处置，否则将危及生命安全。

（一）蜈蚣咬伤判断及现场急救措施

蜈蚣俗称"百足虫"，被它咬伤后，咬伤处有两个瘀点，多数人会出现局部红、肿、热、痛；中毒严重者可出现全身症状，如高热、全身发麻、眩晕、恶心、呕吐等；极少数人有昏迷、过敏性休克等。

急救措施：立即用肥皂水或碱性溶液冲洗伤口；将蛇药片调成糊状，涂擦在伤口周围。

（二）蝎子咬伤判断及现场急救措施

蝎子又称"全虫"，被它蜇伤后，蜇伤部位会出现剧烈疼痛，如烧灼样或电击样疼痛，局部红肿、麻木，有烧灼痛，中心可见蜇伤痕迹，轻者一般无症状。如中毒严重，可出现头痛、头晕、流涎、流泪、畏光、嗜睡、恶心呕吐、口舌强直、呼吸急促、大汗淋漓及肌肉痉挛等症状，应立即就医。

急救措施：先将残留的毒刺迅速拔出，在咬伤处近心端 2～3cm 处用绷带或布带扎紧，松紧以插入一根手指为宜，每 15 分钟放松 1～2 分钟。用吸奶器、拔火罐吸取含有毒素的血液。用碱性溶液清洗伤口。

（三）蚂蟥咬伤判断及现场急救措施

蚂蟥原名叫"水蛭"，常以身上的吸盘叮咬人后在皮肤上吸血，同时分泌水蛭素和组胺样的物质，使伤口麻醉、血管扩张、流血不止，并使皮肤出现水肿性丘疹、疼痛。

急救措施：切记不要将蚂蟥虫体硬性拔掉，一旦蚂蟥被拉断，其吸盘留在伤口内容易感染，溃烂。在蚂蟥叮咬部位的上方轻轻拍打，使其松开吸盘而掉落，也可用烟油、食盐、浓醋、乙醇等滴洒在虫体上，使其自行脱落。虫体脱落后，若伤口血流不止，可用干纱布压迫止血 1～2 分钟。血止后，再用碱性溶液洗净伤口，涂抹碘伏。如伤口再出血，可敷一些云南白药粉。

（四）毛毛虫蜇伤判断及现场急救措施

毛毛虫体表有毒毛，呈细毛状或棘刺状。被蜇伤后，毒毛留在体内，因而局部疼痒刺痛，烧灼感，一段时间后患处痛痒加重，甚至溃烂。严重的还可引起荨麻疹、关节炎等全身反应。

急救措施：先在放大镜观察下，用刀片顺着毒毛方向刮除毒毛，然后在患处涂擦肥皂水等碱性溶液。用蛇药外敷患处。伤口溃烂时，用红霉素软膏涂擦。

（五）蜂蜇伤判断及现场急救措施

人被蜇伤后，轻者局部出现红肿热痛，也可有水疱、瘀斑，局部淋巴结肿大，数小时或 1～2 天自行消失。如果身体多处被蜂群蜇伤，会引起发热、头晕、恶心、烦躁不安和昏迷等全身症状。对蜂毒过敏者，可引起荨麻疹、呼吸困难，危及生命。

急救措施：仔细检查伤处，若螫针留于伤处，应先将它拔出。用清水或盐水冲洗伤口，若被黄蜂蜇伤，用食醋洗敷。患处用季德胜蛇药或六神丸研末外敷，也可用大蒜或生姜捣烂取汁涂。有过敏反应者，应立即送医院就医。

（六）毒蜘蛛咬伤判断及现场急救措施

毒蜘蛛主要指"红蜘蛛"，又叫"黑寡妇"。它的毒液中含有神经毒蛋白，被其咬伤后，伤口处会发生肿胀、肤色变白，有剧烈痛感。同时，会引起严重的全身反应，表现为全身软弱无力、头晕、恶心呕吐、腹肌痉挛、发热、畏寒、休克，甚至死亡。

急救措施：立即远离毒蜘蛛避免二次咬伤，如若咬伤部位在四肢，可用绷带或布条扎紧伤口近心端 2～3cm 处，每隔 15 分钟放松 1～2 分钟，松紧以插入一根手指为宜。用清水或肥皂水冲洗伤口。伤口如有剧痛者，可给予局部冰敷或激素软膏外涂。

十、日常眼部异物

眼部异物是一种常见的情况，可能由多种原因引起。如果有细小的异物进入眼睛之内，如灰尘、煤渣等，眼睛里面会有异物感，可能还伴有流泪、频繁眨眼等症状。角膜异物以铁屑、煤渣多见，眼内异物的症状与异物种类、性质、大小等有关，患者常在发生眼外伤后出现眼部疼痛不适、视力下降等症状。

（一）病因

1. 在日常生活和工作中，灰尘、蚊虫等小颗粒可能在不经意间进入眼睛，尤其是在风沙较大的天气或环境较为脏乱的地方。

2. 进行切割作业、电焊作业等特定工作时，如果未正确佩戴防护眼镜，可能会有金属碎屑、火花等异物飞入眼睛。

此外，意外爆炸飞溅物、沙粒、小昆虫等也可能嵌入或黏附于角膜组织形成角膜异物。

（二）临床表现

眼内异物的临床表现包括畏光、流泪、睁眼困难、疼痛和视力下降。如果异物位置靠近视网膜或瞳孔，对视力的影响会更大。眼内异物会刺激眼部，导致眼部充血，眼白发红。

（三）眼部异物的急救措施

即使出现了上述临床症状，也不能完全确定眼内是否有异物，需要专业医生进行眼科检查，如裂隙灯检查、眼眶 CT、眼底检查等，以确定是否有异物。若明确是有异物，需尽快取出，避免对眼部造成更大的伤害，现场处理措施如下。

1. 如果是灰尘、沙粒等异物进入眼睛，可先自然闭眼，用手轻捏上眼皮，灰尘可能随眼泪流出来，一次不行可重复。若异物在上皮内，可轻轻翻上眼皮，用沾凉白开水的棉签或干净手绢将异物取出。

2. 如果是细小沙粒，可用干净凉开水冲洗有异物的眼睛五分钟。若为腐蚀性物质进入眼睛，如硫酸、烧碱等，应立刻用清水或生理盐水冲洗并及时就医。

3. 眼睛进异物切忌用手揉，可多眨几下眼睛，异物可能随眼泪自行流出，也可以滴眼药水冲刷。如果不能自行处理，需尽快到医院眼科就诊。

（四）眼部异物的预防

1. 在工厂等眼内异物伤高发场所，应加强安全生产的宣传教育，使用防护镜、护目镜可明显减少甚至避免眼内异物伤的发生。

2. 在异物较多的场地工作，可戴防护眼镜。外出时，起风时应减少户外活动或佩戴防风眼镜；若紫外线较强，可佩戴太阳镜，遇到沙尘天气也需佩戴眼镜，防止细小颗粒进入眼眶。进行可能产生飞溅物的工作时，务必佩戴合适的防护眼镜。

3. 注意个人卫生，勤洗手、洗脸，不揉眼，避免过度用眼，保持充足的睡眠，饮食清淡，加强锻炼，保持愉悦的心情。

4. 平时应保持生活环境清洁，减少灰尘积累，定期打扫居室卫生，养宠物的家庭应定期给宠物洗澡、梳理毛发，以防宠物毛发进入眼睛。

十一、食管异物

食管异物是指意外或有意吞咽进入食管内的各种异常物质。常见的异物包括鱼刺、鸡骨、义齿、硬币、纽扣、棋子等，异物可暂时停留或嵌顿于食管中，造成哽噎感。

（一）病因

1. 食管异物多见于老年人及儿童。儿童天性顽皮好动，喜欢把硬币、证章或其他小物品放入口中，偶有不慎即可被吞入食管；儿童吞咽功能不健全，食用带有骨、刺或核类的食物容易不慎咽下；一些儿童进食时哭闹或嬉戏易将口内食物囫囵咽下或将异物误咽；儿童由于磨牙不全，食物未经很好咀嚼即被咽下，也易形成食管异物。

2. 成人食管异物多与匆忙进食、进食时谈笑有关。蔬菜团块、肉团等食团在正常人很少会滞留于食管，老年人因牙齿脱落或使用义齿，咀嚼功能差，咽部感觉欠敏感，食管口较松弛，以及咽喉肌麻痹致吞咽功能障碍等原因则可能出现大团食物在食管内存留。在食物相关的食管异物中，以鱼骨、鸡骨等动物骨多见。

（二）临床表现

食管异物停留的好发部位与食管狭窄有关。食管全长约25cm，有3个狭窄部位，分别在起始部、左主支气管跨越处、膈食管裂孔处。国内食管异物流行病学数据显示，异物停留部位在食管入口占65.8%，食管中段占33.3%，食管下段占0.9%。常见临床表现如下。

1. 吞咽困难　吞咽困难与异物所造成的食管梗阻程度有关。完全梗阻者吞咽困难明显流质难以下咽，多在吞咽后立即出现恶心、呕吐；对于异物较小者，仍能进流质或半流质饮食。个别患者吞咽困难较轻，甚至没有任何症状，可带病数月或数年而延误治疗。

2. 异物梗阻感　在异物偶然进入食管时，一般开始都有气顶，继之有异物梗阻在食管内的感觉，若异物在颈部食管时则症状更为明显，患者通常可指出异物在胸骨上窝或颈下部；若异物在胸段食管时，可无明显梗阻感或只有胸骨后异物阻塞感及隐痛。

3. 疼痛　多见于鱼刺等。上段食管疼痛最显著，常位于颈根部中央，吞咽时疼痛加重甚至不能转颈；中段食管疼痛可在胸骨后，有时放射到背后，疼痛不甚严重；下段食管疼痛更轻，可引起上腹部不适或疼痛。

4. 涎液增多　涎液增多为一常见症状，颈段食管异物更为明显。如有严重损伤还可出现血性涎液，在所有患者群以儿童涎液增多的症状明显且多见。一般依据涎液增多的症状结合异物病史，可初步推断异物存留于颈段食管而不在胸段食管。

5. 反流症状　异物存留食管后可发生反流症状，其反流量取决于异物阻塞食管的程度和食管周围组织结构的感染状况，个别患者也可发生反射性呕吐。

6. 呼吸道症状　主要表现为呼吸困难、咳嗽、发绀等，多发生于婴幼儿，特别是当异物位于食管入口及食管上段时。异物较大或尖锐带刺者，可压迫喉或损伤黏膜引起炎症。呕吐物的误吸或异物刺伤喉、气管壁，会使部分异物从食管进入气管，形成所谓迁移性异物。

（三）食管异物的现场急救措施

误咽后，不要用吞咽馒头、韭菜、饭团等方式企图将异物推下，以免损伤食管、血管等，出现并发症，增加异物取出的难度，应立即就诊及时取出异物。鱼刺等锐物延缓处理会导致刺穿食管，如引起食管旁血管破损，会有大出血等意外发生，故不能缓解时应及时就医。针对食管异物现场处理措施如下。

1. 立即用双指轻轻牵拉舌前部，让患者发"啊"的声音，在手电筒或手机手电筒亮光下仔细查看舌根部、扁桃体、咽喉壁等，尽可能发现异物（尤其小心白色鱼刺等），再用镊子、筷子、细长血管钳等夹出。

2. 如果吞咽后胸骨后疼痛，说明异物在食管内。对这样的患者，一定要让其安静，尽量减少恶心感、呕吐次数，以免引起尖锐的异物误刺入心脏。

3. 应当禁食，并迅速送往有条件的医院，用食管镜将异物取出，千万不要在家自行处理或任其发展。

4. 进入胃内的异物，小的、圆的可随粪便排出，对于体积较大的异物不应服泻药，以免造成肠梗阻或穿孔，而应手术治疗。

（四）食管异物的预防

1. 教育儿童不要将硬币等异物放入口中玩耍。进食不要过于匆忙，吃鱼等带有骨刺类的食物时，不要饭菜混吃，要细嚼慢咽，将骨刺吐出，防止误咽。

2. 老年人有义齿时，不吃黏性强的食物，义齿损坏或松动要及时修整，睡前或全麻前应取下，昏迷的患者要及时取下义齿。

十二、高空坠落

高处坠落伤是指人体从高处跌落到地面，造成头部、颈部、胸腹部及四肢等部位严重创伤，具有高死亡率和高致残率的特点。快速有效的现场急救，对挽救患者的生命、减少伤残率和死亡率至关重要。

（一）高处坠落现场急救措施

高空坠落现场急救措施至关重要，关系到伤者的生命安危。高空坠落产生的伤害主要是脊椎、内脏损伤和骨折。

1. 首先要保持镇静，呼叫急救，迅速将患者移至安全地带，避免二次伤害。

2. 快速检查伤情，包括意识、呼吸、心跳、头部损伤、骨折及出血等情况。若呼吸、心跳停止，应立即通畅气道进行 CPR。

3. 控制出血，固定骨折部位。若伤者昏迷，让其平卧，头偏向一侧防止呕吐物堵塞气道。急救后要继续观察，让伤者保持歇息并及时送往医院做进一步检查和处理。

（二）合并其他部位损伤的急救措施

1. 颅脑损伤处理　颅脑损伤处理是高处坠落伤致合并伤中的第一位，多伴有意识不清或者昏迷等情况的发生。①对于单纯头皮裂伤的患者，现场可用干净衣物、纱布等压迫出血部位，达到临时止血目的。②对于重型颅脑外伤合并昏迷的患者，在保持呼吸道通畅的前提下，让患者平卧，去掉枕头，头转向一侧，防止呕吐时食物吸入气管而造成窒息。不要掐人中或摇动头部以求弄醒患者，这样反而会加重脑损伤和出血的程度。

2. 脊柱骨折处理　对于外伤后出现双下肢或者四肢麻木的伤者，应高度考虑合并脊柱骨折的可能。此时，现场急救应严格按照脊柱骨折的搬运原则进行搬运。

其具体操作方法：①一人在患者的头部，双肘夹于患者头部两侧，双手放于患者肩下，固定头颈部；②另外三人在患者的同侧，分别在患者的肩背部、腰臀部、膝踝部，双手掌从患者背下平伸到患者对侧。③单膝跪地，搬运者同时用力，保持脊柱为一轴线，平稳地抬起患者，放于脊柱板或者硬担架上，禁用软担架。

3. 腹部内脏脱出处理　患者取仰卧位，膝下垫高使腹壁肌肉松弛。应用无菌换药碗或者清洁器皿覆盖保护包扎，禁止还纳脏器，以防感染。

4. 合并四肢骨折处理　用夹板或者木棒等固定患者，以减轻疼痛、防止继发性损伤；对于骨折断端外露的开放性骨折，不要复位，只做消毒敷料创面包扎后再进行固定。

（三）高空坠落的预防

1. 对高层建筑的露天阳台进行管控和定期检查，建筑边缘处设立警示牌。

2. 定期对从事高处作业的人员进行健康检查，一旦发现有疾病不易于从事高危行业的人员应当调离岗位。

3. 加强对高空作业人员的安全教育，组织工作人员学习本专业的安全技术知识并观看安全警示片。

第五章 突发灾害事件急救与处理

突发灾害和事故不仅导致巨大的社会和经济损失，影响人类健康和幸福，并且易引发社会动荡。随着社会和经济的发展，突发灾害事件发生越来越频繁，如何防范和有效应对突发事件的发生，减少损害，已成为世界各国面临的重要公共卫生问题。而公共卫生问题又是一项重大的社会问题，突发性事件引发的公共卫生问题直接关系到公众的健康、经济的发展和社会的安定，并日益成为社会普遍关注的热点问题。因此，向公众普及更多的常见突发灾害事件应对及自救知识和技能尤显意义重大。

第一节 突发灾害事件概述

2007 年 11 月 1 日颁布施行的《中华人民共和国突发事件应对法》对突发事件的定义：突然发生，造成或者可能造成严重社会危害，需要采取应急处置措施予以应对的自然灾害、事故灾难、公共卫生事件和社会安全事件。

一、突发灾害事件的特征

1. 突发性和意外性 事件发生的时间、地点和方式具有不确定性，事件的性质具有较大变异性，事件的发生突然，出乎意料，较难预测。

2. 引发因素多样性 突发事件有的由政治、文化、民族、宗教等各种社会矛盾引发，有的由多种自然和环境因素变化造成，有的由技术、设备、人为等因素造成，还有的由多种因素综合造成，或由一般事件转化而成。

3. 群体性、公共性 突发灾害事件一旦发生，往往造成现场人员及周围群众重大伤亡，会在一定范围内影响正常的社会秩序和稳定，危害公共安全。

4. 社会危害严重性 许多突发事件任其发展会造成严重的危害，不仅带来人员伤亡和社会财富的重大损失，且可能妨害政府形象，危害社会安定，甚至还会影响到国家政权的稳固。

二、突发灾害事件分类与分级

《中华人民共和国突发事件应对法》依据事件的性质、社会危害程度和影响范围等因素将突发事件分为四个级别：特别重大（Ⅰ级）、重大（Ⅱ级）、较大（Ⅲ级）和一般（Ⅳ级）。

同时，突发事件根据发生原因、机制、过程、性质和危害对象的不同又可分为四大类，即自然灾害、事故灾难、公共卫生事件和社会安全事件。

（一）自然灾害

自然灾害包括水旱灾害、气象灾害、地震灾害、地质灾害、海洋灾害、生物灾害和森林草原火灾等。例如，水灾中，区域内中型、位置重要的小型水库出现险情属于较大突发公共事件，而大型水库、重点中型水库和位置重要的小型水库发生垮坝则属于特别重大突发公共事件；气象灾害中，暴雨、冰雹、大雪、大风等造成30人以上死亡或5000万元以上经济损失的情况属于特别重大突发公共事件。

（二）事故灾难

事故灾难主要包括工矿商贸等企业的各类安全事故、交通运输事故、公共设施和设备事故、核与辐射事故、环境污染和生态破坏事件等。例如，危化品事故和环境污染事件可能造成重大人员伤亡或影响，属于可能造成重大或特别重大突发公共事件的情况。

（三）公共卫生事件

公共卫生事件包括传染病疫情、群体性不明原因疾病、食品安全和职业危害、动物疫情等严重影响公众健康和生命安全的事件。例如，传染病疫情的暴发，如果波及范围广泛或导致大量人员感染，可能属于特别重大或重大的突发公共事件。

（四）社会安全事件

社会安全事件主要包括恐怖袭击事件、经济安全事件、涉外突发事件和群体性事件。例如，恐怖袭击事件如果造成大量人员伤亡或严重影响社会稳定，将属于特别重大或重大的突发公共事件。

三、突发灾难事件的主要危害

突发灾难事件不仅给人民的健康和生命造成重大损失，对经济和社会发展也具有重要影响。

1. 人员伤亡 这是最直接和显著的危害。灾难可能导致大量人员受伤、残疾甚至死亡，给家庭和社会带来巨大的痛苦和损失。

2. 财产损失 房屋、基础设施、农作物、工厂设备等各类财产可能在灾难中遭受破坏或损毁，给个人、企业和国家造成巨大的经济损失。

3. 环境破坏 如地震可能导致山体滑坡、泥石流，洪水会带来水土流失，火灾会破坏森林资源等，这些都对生态环境造成长期且难以恢复的损害。

4. 社会秩序混乱 灾难可能引发恐慌、混乱和犯罪行为的增加，破坏正常的社会秩序和公共安全。

5. 公共服务中断 电力、供水、通信、交通等公共服务系统可能受损，影响居民的正常生活和救援工作的开展。

6. 心理健康问题　经历灾难的人们可能会出现创伤后应激障碍、焦虑、抑郁等心理问题，长期影响个人的身心健康和社会适应能力。

7. 经济发展受阻　灾难对生产活动的破坏会导致经济增长放缓、企业倒闭、失业率上升等，影响地区乃至国家的经济发展。

8. 公共卫生危害　灾难发生后不仅需要开展现场紧急医学救援，为灾区提供医疗救治和患者转运。同时，灾后开展灾区公共卫生风险评估、恢复灾区传染病报告系统、关注灾区重大传染病疫情预警等卫生防疫工作也是必不可少的。

第二节　常见突发灾害事件及其现场急救

突发灾害事件无法提前预测，但应对措施有效可极大减轻其对个人与社会的影响。首先，突发灾害事件的应对能够保障公众和个人的生命安全；对于自然灾害而言，及时疏散、预警和救助措施能够避免人员伤亡的进一步扩大。其次，恰当的应对可以减少财产损失；及时组织疏散、保护财产，可以降低灾害对财产的破坏程度。最后，合理的应对措施能够维护社会秩序和稳定；社会突发事件容易引发公众的恐慌和混乱，通过有效的组织和协调管理，可以减轻社会动荡。

一、地震

地震又称地动、地振动，是地壳快速释放能量过程中造成的振动，其间会产生地震波的一种自然现象。地球上板块与板块之间相互挤压碰撞，造成板块边沿及板块内部产生错动和破裂，是引起地震的主要原因。地震开始发生的地点称为震源，震源正上方的地面称为震中。破坏性地震的地面振动最烈处称为极震区，极震区往往也就是震中所在的地区。地震常常造成严重人员伤亡，能引起火灾、水灾、有毒气体泄漏、细菌及放射性物质扩散，还可能造成海啸、滑坡、崩塌、地裂缝等次生灾害。

（一）地震现场急救

紧急救援队在现场要服从现场指挥部的统一领导，做好与所在军队、其他救援单位、社会公众及媒体的协调工作，包括划分救援区域、分配搜索营救与医疗救护任务，组织接待境外救援队、分配搜索营救任务并协助工作，各级各类救援队伍将协调行动；紧急救援队在现场还要做好通信联络、装备物资和后勤的保障工作，以保证救援工作的顺利进行。

地震造成的伤害主要是由于房屋倒塌造成人体砸伤、压伤；头颅、胸腹、四肢、脊柱受伤现象常见。由于同时出现大批患者，现场救护往往需在救护群众帮助下进行。因此，做好现场指挥、现场患者分类工作十分重要。

1. 现场指挥　救护人员要掌握现场特点，包括房屋倒塌程度、可能受伤人数和地点、选择安全救护场地。迅速组成现场救护指挥站，组织救援人员将患者脱离受伤现场。在选定的安全场地对患者进行现场救护。

2. 患者的现场分类　根据患者受伤程度、部位、生命体征变化进行分类，有利于按患者伤情的轻重缓急进行救护和向医院转送。

3. 现场急救措施包括以下几种

（1）对呼吸心跳停止者立即在评估现场安全情况下行心肺复苏术，首先要清除掉口鼻腔中的泥土，保护呼吸道通畅。同时及时呼救、转送医疗场所。

（2）休克患者平卧，尽量减少搬动。地震造成的休克往往伴胸腹外伤，要迅速转送医疗场所。

（3）开放伤口迅速清除伤口周围泥土，用敷料或其他洁净物品包扎、止血。地震造成开放伤口破伤风和气性坏疽发生率很高，应尽快送医疗场所彻底清创，肌注破伤风抗毒素。

（4）四肢骨折选择一切可利用的方法进行妥善固定（见骨折固定方法）后迅速转送医疗场所。

（5）脊柱骨折地震中亦多见，但现场不易发现。因此，搬动和转送时要格外注意。颈椎骨折搬动时要保持头部与身体轴线一致；胸腰椎骨折搬动时身体保持平直，防止脊髓损伤。有截瘫时同样要按上述方法搬动，防止加重脊髓损伤。颈骨折要围领等方法固定。所有脊柱骨折都要用平板搬运。途中要将患者与平板之间用宽带妥善固定，尽量减少颠簸对骨髓造成的损伤。

（二）现场急救注意事项

1. 保持冷静，忙而不乱，有效地指挥现场急救。
2. 分清轻重缓急，对患者进行分类救护和转送。
3. 怀疑有骨折，尤其是脊柱骨折时，不应让患者试行行走，以免加重损伤。
4. 脊柱骨折患者一定用木板搬运，不能用帆布等软担架搬运，防止脊髓损伤加重。

二、火灾

火灾是指在时间或空间上失去控制的燃烧所造成的灾害。当前火灾标准的定义为在时间或空间上失去控制的燃烧。

国家消防救援局发布 2022 年全国消防救援队伍接处警与火灾情况统计报告显示，共接报火灾 82.5 万起，死亡 2053 人、受伤 2122 人，直接财产损失 71.6 亿元；与 2021 年相比，起数、死亡人数分别上升 7.8% 和 1.2%，受伤人数和财产损失分别下降 8.8% 和 0.9%。在各种灾害中，火灾是最经常、最普遍地威胁公众安全和社会发展的主要灾害之一。

（一）火灾类型和等级

1. 火灾类型　在 2008 年 11 月 4 日发布，2009 年 4 月 1 日实施的《火灾分类》（GB/T 4968-2008）标准中，火灾依据可燃物的类型和燃烧特性分为 A、B、C、D、E、F 六大类。

A类火灾：指固体物质火灾。这种物质通常具有有机物质性质，一般在燃烧时能产生灼热的余烬。如木材、干草、煤炭、棉、毛、麻、纸张、塑料（燃烧后有灰烬）等火灾。

B类火灾：指液体或可熔化的固体物质火灾。如煤油、柴油、原油、甲醇、乙醇、沥青、石蜡等火灾。

C类火灾：指气体火灾。如煤气、天然气、甲烷、乙烷、丙烷、氢气等火灾。

D类火灾：指金属火灾。如钾、钠、镁、钛、锆、锂、铝镁合金等火灾。

E类火灾：指带电火灾。物体带电燃烧的火灾。

F类火灾：指烹饪器具内的烹饪物（如动植物油脂）火灾。

2. 火灾等级 根据2007年6月26日公安部下发的《关于调整火灾等级标准的通知》，火灾等级标准分为特别重大火灾、重大火灾、较大火灾和一般火灾。

特别重大火灾：指造成30人以上死亡，或者100人以上重伤，或者1亿元以上直接财产损失的火灾。

重大火灾：指造成10人以上30人以下死亡，或者50人以上100人以下重伤，或者5000万元以上1亿元以下直接财产损失的火灾。

较大火灾：指造成3人以上10人以下死亡，或者10人以上50人以下重伤，或者1000万元以上5000万元以下直接财产损失的火灾。

一般火灾：指造成3人以下死亡，或者10人以下重伤，或者1000万元以下直接财产损失的火灾。

（二）火灾现场急救

在火灾发生时，患者的紧急救援是至关重要的，急救措施及时与否直接关系到患者的生命安全。在进行患者急救与救援之前，必须确保火场的疏散和安全。火灾现场急救护理能为后续的治疗奠定良好基础。反之，不合理或草率的急救处理，会耽误治疗和妨碍愈合。

1. 保护受伤部位 ①迅速脱离热源。如邻近有凉水，可先冲淋或浸浴以降低局部温度。②避免再损伤局部。伤处的衣裤袜之类应剪开取下，不可剥脱。转运时，伤处向上以免受压。③减少沾染，用清洁的被单、衣服等覆盖创面或简单包扎。

2. 镇静止痛 ①安慰和鼓励患者，使其情绪稳定、勿惊恐、勿烦躁。②酌情使用安定、哌替啶（杜冷丁）等。因重伤者可能已有休克，用药须经静脉，但又须注意避免抑制呼吸中枢。③手足烧伤的剧痛，常可用冷浸法减轻。

3. 呼吸道护理 火焰烧伤后呼吸道受烟雾、热力等损害，须十分重视呼吸道通畅，要及时切开气管（勿等待呼吸困难表现明显），给予氧气。已昏迷的患者也须注意保持呼吸道通畅。

4. 注意有无复合伤 对大出血、开放性气胸、骨折等应先施行相应的急救处理。

5. 烧伤的应急处理 事故发生后，必须沉着冷静。多人烧伤，应区别轻重缓急，有条不紊地进行急救。烧伤时，作为急救处理措施进行冷却是最为重要的，此措施要在受伤现场立刻进行。烧着衣服时，立即浇水灭火，然后用自来水洗去烧坏的衣服，并慢慢剪开或脱去没有烧坏的部分，注意避免碰伤烧伤面。严禁奔跑呼叫或用双手扑打火焰，以免引起呼吸道和双手烧伤。如患者口渴，可饮盐开水、盐豆浆等，不可喝生水或过多喝开水。至少连续冷却30分钟至2小时，冷却水的温度在10～15℃为合适，最好不要低于这个温度。为了防止发生疼痛和损伤细胞，受伤后在6小时内采用冷却的方法有较好的效果。对不便洗涤冷却的脸及身躯等部位，可用经自来水润湿的2～3条毛巾包上冰片，把它敷于烧伤面上；要十分注意经常移动毛巾，以防同一部位过冷。若患者口腔疼痛时，可给其含冰块。即使是小面积烧伤，如果只冷却5～10分钟，则效果甚微。因此，烧伤时，必须进行长时间的冷却。经初救后，及时转运至附近医院。大面积烧伤时，不仅进行冷却在技术上较难处理，尤其考虑到有发生休克的危险，秉持"尽快入医院"原则；因此，严重烧伤时，应用清洁的毛巾或被单盖上患者的烧伤面，如果可能则一边冷却，一边立刻送其到医院治疗。

（三）实验室火灾现场急救

实验室一旦发生了火灾，现场人员切不可惊慌失措，应保持镇静。首先，应立即切断室内一切火源和电源，保护现场，及时报警。然后，根据具体情况正确地进行抢救和灭火。常用措施如下。

（1）可燃液体着火时，立即拿开着火区域内的一切可燃物质，关闭通风设施，防止扩大燃烧面积。若着火面积较小，可用抹布、湿布、铁片或沙土覆盖，隔绝空气使之熄灭。覆盖时动作要轻，避免碰坏或打翻盛装可燃溶剂的玻璃器皿，导致更多的溶剂流出而扩大着火面。

（2）乙醇及其他可溶于水的液体着火时，可用水灭火。

（3）汽油、乙醚、甲苯等有机溶剂着火时，可用灭火毯或沙土扑灭，绝对不能用水，会扩大燃烧面积。

（4）金属钾、钠或锂着火时，绝对不能用水、卤代烷、二氧化碳、四氯化碳等灭火，可用干砂、石墨粉、干燥黄土等扑灭。

（5）导线和电器外壳着火时，不能用水或二氧化碳灭火器，应先切断电源，再用干粉灭火器或覆盖法灭火。

（6）身着衣物着火时，切忌奔走，应立即用石棉布或厚外衣盖熄，或者迅速脱下衣服，火势较大时，应卧地滚动以扑灭火焰。

（7）发现烘箱有异味或冒烟时，应迅速切断电源，使其慢慢降温，并准备好灭火器备用。千万不要急于打开烘箱门，以免突然供入空气助燃（爆），引起火灾。

（四）实验室火灾事故的预防

在使用苯、乙醇、乙醚、丙酮等易挥发、易燃烧的有机溶剂时如操作不慎，易引起火灾事故。为了防止事故发生，必须随时注意以下几点。

1.操作和处理易燃、易爆溶剂时，应远离火源；对易爆炸固体的残渣，必须小心销毁（如用盐酸或硝酸分解金属炔化物）；不要把未熄灭的火柴梗乱丢；对易发生自燃的物质（如加氢反应用的催化剂雷尼镍）及沾有它们的滤纸，不能随意丢弃，以免造成新的火源，引起火灾。

2.实验前应仔细检查仪器装置是否正确、稳妥与严密；操作要求正确、严格；常压操作时，切勿造成系统密闭，否则可能会发生爆炸事故；对沸点低于80℃的液体，一般蒸馏时应采用水浴加热，不能直接用火加热；实验操作中，应防止有机物蒸气泄漏出来，更不要用敞口装置加热。若要进行除去溶剂的操作，则必须在通风橱里进行。

3.实验室里不允许贮放大量易燃物。

4.熟悉实验室内灭火器材的位置和灭火器的使用方法。发生火灾时要做到三会：①会报火警；②会使用消防设施扑救初起火灾；③会自救逃生。

三、水灾

水灾亦称水害，是指由特大暴雨或沿海地区的特大高潮等引起洪水，致使洪水地区的人、房屋、耕地、工厂遭到损害。由于发生原因（暴雨或高潮）不同，受害性质和规模也不同。不仅如此，由于受洪水地区的地形、植被等自然性质的不同，以及土地利用形态、水坝和堤防的建设、防水组织、洪水预报等社会因素的差别，也会使受害程度不同。

（一）水灾类型

1.洪灾　一般是指河流上游的降雨量或降雨强度过大、急骤融冰化雪或水库垮坝等导致的河流突然水位上涨和径流量增大，超过河道正常行水能力，在短时间内排泄不畅，或暴雨引起山洪暴发、河流暴涨漫溢或堤防溃决，形成洪水泛滥造成的灾害。洪水可以破坏各种基础设施，淹死伤人畜，对农业和工业生产会造成毁灭性破坏。防洪对策措施主要依靠防洪工程措施（包括水库、堤防和蓄滞洪区等）。

2.涝灾　一般是指本地降雨过多，或受沥水、上游洪水的侵袭，河道排水能力降低、排水动力不足或受大江大河洪水、海潮顶托，不能及时向外排泄，造成地表积水而形成的灾害，多表现为地面受淹，农作物歉收。涝灾一般只影响农作物，造成农作物的减产。治涝对策措施主要通过开挖沟渠并动用动力设备排除地面积水。

3.渍灾　主要是指当地地表积水排出后，因地下水位过高，造成土壤含水量过多，土壤长时间空气不畅而形成的灾害，多表现为地下水位过高，土壤水长时间处于饱和状态，导致作物根系活动层水分过多，不利于作物生长，使农作物减收。

实际上涝灾和渍灾在大多数地区是相互共存的，如水网圩区、沼泽地带、平原洼地等既易涝又易渍。山区谷地以渍为主，平原坡地则易涝，因此不易把它们截然分清，一般把易涝易渍形成的灾害统称涝渍灾害。

（二）水灾现场急救

在面对水灾的现场急救时，需要采取一系列措施来确保受害者的生命安全和健康。

1. 有序撤退和自救互救　一旦发生洪灾，应立即组织居民有序撤退到安全区域，避免因死守家产而造成的无谓牺牲。对于落水者，应及时救捞，并对患者进行力所能及的救治。

主要自救逃生措施：①如果来不及转移，也不必惊慌，可向高处（如结实的楼房顶、大树上）转移，等候救援人员营救。②为防止洪水涌入屋内，首先要堵住大门下面所有空隙。最好在门槛外侧放上沙袋，沙袋可用麻袋、草袋或布袋、塑料袋，里面塞满沙子、泥土、碎石。如果预料洪水还会上涨，那么底层窗槛外也要堆上沙袋。③如果洪水不断上涨，应在楼上储备一些食物、饮用水、保暖衣物及烧开水的用具。④如果水灾严重，水位不断上涨，就必须自制木筏逃生。任何入水能浮的东西，如床板、箱子、柜、门板等，都可用来制作木筏。如果一时找不到绳子，可用床单、被单等撕开来代替。⑤在爬上木筏之前，一定要试试木筏能否漂浮，收集食品、发信号用具（如哨子、手电筒、旗帜、鲜艳的床单）、划桨等是必不可少的。在离开房屋漂浮之前，要吃些热的食物和喝些热饮料，以增强体力。⑥在离开家门前，还要把煤气阀、电源总开关等关掉，时间允许的话，将贵重物品用毛毯卷好，收藏在楼上的柜子里。出门时最好把房门关好，以免家产随水漂流掉。

2. 加强疫情监测与报告　重点做好饮水卫生、食品卫生、环境卫生，以及消毒、杀虫灭鼠工作，预防控制各类传染病。

3. 做好食品、饮水卫生监督工作　开辟新的安全水源，彻底消毒饮水和食物，防止食源性疾病及肠道传染病。

4. 做好粪便、垃圾卫生管理　妥善处理动物尸体，消除蚊蝇，维护环境卫生，防止疾病传播。

5. 对高危人群给予营养支持　对外来人员进行必要的免疫接种或预防给药，预防传染病和血吸虫病的暴发与流行。

6. 改善生活条件　解决衣食住、御寒保暖等问题，提高现场人员的体质与御病能力。

7. 对于溺水者的急救措施包括

（1）发现溺水者时，如果离岸边近，可以找木棒、竹竿或绳索、救生圈等工具进行救援。如果需要下水救援，确保救援者会游泳，并从背部或侧面接近溺水者，避免被抱住导致两人同时溺水。

（2）对于有脉搏有呼吸的溺水者，可以进行简单的处理并等待专业人员到来。对于无呼吸无心跳的溺水者，应立即进行口腔异物清除、打开气道、保持呼吸道顺畅，并进行胸外按压和人工呼吸，直到专业人员到达。

（3）在自救方面，如果车子被水淹没，应保持清醒头脑，迅速辨明自己所处的位置，确定逃生路线方案。调整呼吸，始终将口鼻保持在水面之上。不要在水刚淹没车子时尝试打开车门，应在车内快要全部满水、车内车外压力相对平衡时尝试打开车门逃生。

这些措施旨在最大程度地减少水灾造成的伤害和死亡，同时预防疾病的发生和传播。

四、踩踏事故

踩踏事故属于在聚众集会中发生的意外事件，是指在聚众集会中，特别是在整个队伍产生拥挤移动时，有人意外跌倒后，后面不明真相的人群依然在前行，对跌倒的人产生踩踏，从而产生惊慌、加剧的拥挤和新的跌倒人数，并恶性循环的群体伤害的意外事件。

（一）有效的现场自救、互救方法

在遭遇踩踏事故时，有效的自救方法和正确的应对措施对于减少人员伤害和挽救生命至关重要。

1.保持冷静 在拥挤的人群中，保持冷静是避免成为踩踏事件受害者的关键。避免恐慌和混乱，尽量保持镇定，避免被人群推挤。

2.保护身体重要部位 如果不慎倒地，应立即采取保护措施，如两手十指交叉相扣，护住后脑和颈部；两肘向前，护住头部；双膝尽量前屈，身体蜷成球状，以保护胸腔和腹腔的重要脏器。

3.侧躺在地 如果已经倒地，应侧躺在地上，这样可以减少内脏受到的压力和损伤。

4.避免挤压伤 在医务人员到达前，应尽快解除挤压，避免伤势加重。对于怀疑颈椎损伤的患者，应注意保持头颈的中立位，避免头颈部旋转和屈曲。及时制止大出血，如果发现有外伤，最重要的是及时制止威胁生命的大出血。

5.心肺复苏 学过心肺复苏操作的现场目击者应即刻将被解救患者安置于安全的平地并给予心肺复苏操作。

6.等待救援 在医务人员到达现场前，应抓紧时间用科学的方法开展自救和互救，同时立即呼叫救援。

通过采取这些措施，可以最大程度地减少踩踏事故中的伤害，并提高生存率。同时，预防措施也非常重要，如在人群密集场所保持警惕，避免好奇心驱使下的人群聚集等。

（二）现场急救原则及措施

由于踩踏事故导致的人员伤害常常是群体性的，做好现场指挥管控、患者分类急救工作亦十分重要。

1.急救人员应对患者进行快速的病情评估并根据伤情分类，先救命后治伤，先治重后治轻，先救后送或边救边送的原则实施院前急救。

2.在踩踏事件现场，人群相互挤压在一起，要首先解除挤压，即要把压在上面的患者移开。这时，要注意在移动患者的过程中一定要防止患者的伤势加重。搬运时，可采取水平搬抬法。对于怀疑颈椎损伤的伤者，应注意保持头颈与躯体的中立位，不要使颈部扭曲和屈曲。

3. 对于踩踏伤，最重要的是窒息和呼吸停止的急救。

具体做法：①把患者从危险中解救到相对安全的地方后，立即检查有无意识反应，即大声叫喊并拍打伤者肩膀，同时观察有无呼吸。如果无意识反应，说明伤势严重。②这时，首先要帮助伤者开放呼吸道，并且使空气流通，有条件的话，可给予及时的吸氧。③如果既无意识反应又无呼吸，说明已死亡，应立即进行现场心肺复苏。先进行胸外心脏按压，然后进行口对口人工呼吸，坚持做下去，直到交给医务人员。

对于存活的患者，初步检查伤势，进行止血、包扎、固定。胸部外伤致呼吸困难或反常呼吸的伤者，往往是多处多段肋骨骨折。此时，可用毛巾、三角巾等包扎胸部进行临时固定，尽快送医院处理。

（三）预防措施及注意事项

1. 不在楼梯或狭窄通道嬉戏打闹；人多的时候不拥挤、不起哄、不制造紧张或恐慌气氛。

2. 尽量避免到拥挤的人群中，不得已时，尽量走在人流的边缘。

3. 发觉拥挤的人群向自己的方向走来时，应立即避到一旁，不要慌乱，不要奔跑，避免摔倒。

4. 顺着人流走，切不可逆着人流前进；否则，很容易被人流推倒。

5. 假如陷入拥挤的人流，一定要先站稳，身体不要倾斜失去重心，即使鞋子被踩掉，也不要弯腰捡鞋子或系鞋带。尽快抓住坚固可靠的东西慢慢走动或停住，待人群过去后再迅速离开现场。

6. 若不幸被人群挤倒后，要设法靠近墙角，身体蜷成球状，双手在颈后紧扣以保护身体最脆弱的部位。

7. 在人群中走动，遇到台阶或楼梯时，尽量抓住扶手，防止摔倒。

8. 在拥挤的人群中，要时刻保持警惕，当发现有人情绪不对，或人群开始骚动时，要做好准备保护自己和他人。

9. 在人群骚动时，注意脚下，千万不能被绊倒，避免自己成为拥挤踩踏事件的诱发因素。

10. 当发现自己前面有人突然摔倒了，要马上停下脚步，同时大声呼救，告知后面的人不要向前靠近；及时分流拥挤人流，组织有序疏散。

五、交通事故

交通事故是指车辆在道路上因过错或者意外造成人身伤亡或者财产损失的事件。交通事故不仅是由不特定的人员违反道路交通安全法规造成的；也可以是由于地震、台风、山洪、雷击等不可抗拒的自然灾害造成。

（一）交通事故分类

1. 按后果分类

（1）轻微事故　指一次造成轻伤 1 至 2 人；或者机动车事故损失不足 1000 元，非机动车事故不足 200 元的事故。

（2）一般事故　指一次造成重伤 1 至 2 人，或者轻伤 3 人以上，或者财产损失不足 3 万元的事故。

（3）重大事故　指一次造成死亡 1 至 2 人，或者重伤 3 人以上 10 人以下，或者财产损失 3 万元以上不足 6 万元的事故。

（4）特大事故　指一次造成死亡 3 人以上，或者重伤 11 人以上，或者死亡 1 人同时重伤 8 人以上，或者死亡 2 人同时重伤 5 人以上，或者财产损失 6 万元以上的事故。

2. 按原因分类

（1）主观原因　造成道路交通事故的当事人本身内在的原因，即主观故意或过失，主要包括违反规定、疏忽大意、操作技术等方面的错误行为。

（2）客观原因　由于车辆、道路、环境条件（包括气候、水文、环境等）不利因素而引发的交通事故。

3. 按交通工具分类

（1）机动车事故　在事故当事方中机动车负主要以上责任的事故；但在机动车与非机动车或行人发生的事故中，机动车负同等责任的，也应视为机动车事故。

（2）非机动车事故　畜力车、三轮车、自行车等非机动车辆负主要以上责任的事故。

（3）行人事故　事故当事方中行人负主要以上责任的事故。

（二）交通事故现场急救

1. 交通事故救援程序

（1）控制事故现场　现场急救人员应迅速会同当地警力和有关人员对车祸现场进行有效控制。一是划定警戒区，设立警戒标志，疏导围观人员；二是强化交通管制，维护交通秩序；三是严格看管人员和物资，防止发生哄抢和混乱。

（2）清除连锁隐患　建立隐患排除组迅速对车体内的发动机、储气箱、储油箱、油路、随车危险物等一切可能爆炸和引发火灾的隐患进行消除，以免发生次生灾害，并对周围的地形进行勘察。对可能因车祸造成的山体滑坡、地质下陷、隧道倒塌、桥梁断裂等情况，应及时采取防范措施或进行防范标示。当车体处在悬崖、斜坡或其他不稳定的位置时，应对车体进行固定，防止车体滑落翻倒。固定方法有三种：一是用就便器材顶住，如木棍、三角木、砖块等顶住车体支架和轮胎；二是用钢丝将车体与大型固定物体连接；三是用重型消防车或抢险救援消防车将车体拉住。

（3）救护受伤人员　现场救护时应按照先急后缓的原则，对危重患者，应先抬离车体，再对其使用止血带、敷料贴、可溶性止血纱布等医疗工具进行救治；对于被车体或其他器具挤压的人员，应使用相应的抢险救援器材采取锯、割、撬、扩、搬、拉、吊等方法，先破拆排除障碍，再将其救出；对于躯体、肢体损伤严重的患者应尽可能利用躯体或肢体固定气囊进行固定，以防发生救助性伤害；如车体着火时，应边灭火边救人，并迅速对未着火的车厢进行水幕隔离和防护；如因爆炸引起隧道倒塌并压住车体时，更应集中力量抢救受伤人员。

（4）救助破拆的方法　①人员被挤夹在车内时：a.车辆变形不大时，可用手将车门打开；b.使用撬棍等工具将门撬开；c.使用救助气垫和液压式救助器具将车门打开；d.使用无齿锯、空气锯等器具切断车门的合叶等部位，有燃料泄漏时，注意不要引发燃料起火。②人员夹在座席内时：a.使用座席的调整杆，移动座席；b.取下可卸的座席；c.用液压式救助器具将座席与其他相连部位拉开；d.进行切割作业时，在紧靠被夹住的待救者旁边，切割容易切断的部位。③人员被夹在事故车辆之间时：a.当事故为小型车辆时，队员们之间要相互配合，将车的前部或后部稍微移动（向车道方向）；b.放掉被夹人员相反方向的轮胎内气，以扩大间隙；c.使用液压式救助器具制造间隙，在适当的部位，设定支撑点，运用移动式卷扬器牵引事故车辆；d.用吊车移动车辆。④人员被压在事故车辆下面时：a.拉上手制动器，特别是在倾斜地面上，防止车辆移动；b.使用千斤顶将车辆的前部或后部顶起，制造间隙；c.使用液压式救助器具，将车体或车轮分开。⑤认真检查后再操作救助器具。

（5）清理事故现场　当人员、物资全部救出以后，应及时清理现场，尽快恢复交通秩序。

2. 现场急救措施

（1）现场组织　临时组织救护小组，统一指挥，避免慌乱，要立即扑灭烈火或排除发生火灾的一切诱因，如熄灭发动机、关闭电源、搬开易燃物品，同时派人向急救中心呼救。指派人员负责保护肇事现场，维持秩序。开展自救互救，做好检伤分类，以便及时救护。

根据分类，分轻重缓急进行救护，对垂危患者及心跳停止者，立即进行心脏按压和口对口人工呼吸。对意识丧失者宜用手帕、手指清除患者口鼻中泥土、呕吐物、假牙等，随后让患者侧卧或俯卧。对出血者立即止血包扎。如发现开放性气胸，进行严密封闭包扎。伴呼吸困难张力性气胸，条件许可时，可在第二肋骨与锁骨中线交叉点行穿刺排气或放置引流管。对骨折处进行固定。对呼吸困难、缺氧并有胸廓损伤、胸壁浮动（呼吸反常运动）者，应立即用衣物、棉垫等充填，并适当加压包扎，以限制浮动。

（2）正确搬运　不论在何种情况下，急救人员特别要预防颈椎错位、脊髓损伤，须注意：①凡重患者从车内搬动、移出前，首先应在地上放置颈托，或行颈部固定，以防颈椎错位，损伤脊髓，发生高位截瘫；一时无颈托，可用硬纸板、硬橡皮、厚的帆布，仿照颈托，剪成前后两片，用布条包扎固定。②对昏倒在座椅上患者，安放颈托后，可以将其颈及躯干一并固定在靠背上，然后拆卸座椅，与患者一起搬出。③对抛离座位的危重、昏迷患者，应原地上颈托，包扎伤口，再由数人按脊柱损伤的原则搬运患者；动作要轻柔，腰臀部托住，搬运者用力要整齐一致，平放在木板或担架上。

（3）专车转运 现场急救后患者根据轻重缓急由急救车运送，千万不要现场拦车运送危重患者，否则由于其他车辆缺乏特殊抢救设备，患者多半采用不正确半坐位、半卧位、歪侧卧位等而加重伤势，甚至死于途中。

（三）不同类型意外交通事故自救、互救方法

1. 意外失火 行车途中汽车突然起火，驾驶员应立即熄火、切断油和电源后立即设法组织车内人员离开车体。若因车辆碰撞变形、车门无法打开时，可从前后挡风玻璃或车窗处脱身。

当人身已经着火时，应采取向水源处滚动的姿势，边滚动边脱去身上的衣服，注意保护好露在外面的皮肤和头发。不要张嘴深呼吸或高声呼喊，以免烟火灼伤上呼吸道。离开汽车后，不要着急脱掉粘在烧伤皮肤上的衣服，大面积的烧伤可用干净的布单或毛巾包扎，如有可能尽量多喝水或饮料。与此同时，没受伤的人员要尽快用灭火器、沙土、衣物或篷布蒙盖，使车辆灭火，但切忌用水扑救。

2. 汽车翻车 当司机感到车辆不可避免地要倾翻时，应紧紧抓住方向盘，两脚勾住踏板，使身体固定，随车体旋转。如果车辆侧翻在路沟、山崖边上的时候，应判断车辆是否还会继续往下翻滚。在不能判明的情况下，应维持车内秩序，让靠近悬崖外侧的人先下，从外到里依次离开。否则，车辆产生重心偏离，会造成继续往下翻滚。

如果车辆向深沟翻滚，所有人员应迅速趴到座椅上，抓住车内的固定物，使身体夹在座椅中，稳住身体，避免身体在车内滚动而受伤。翻车时，不可顺着翻车的方向跳出车外，防止跳车时被车体挤压，而应向车辆翻转的相反方向跳跃。若在车中感到将被抛出车外时，应在被抛出车外的瞬间，猛蹬双腿，增加向外抛出的力量，以增大离开危险区的距离。落地时，应双手抱头顺势向惯性的方向滚动或跑开一段距离，避免遭受二次损伤。

车辆在行驶中一旦刹车失灵，乘车人绝不能盲目跳车。因为司机会减挡降低车速，如减挡失败，司机应将车辆开到靠近山体的一边去，必要时用车体侧面与山体刮撞，所以，乘车人应该抓紧车内的固定物，以减轻对人体的伤害。

3. 车辆落水 汽车翻进河里，若水较浅，不能淹没全车时，应待汽车稳定以后，再设法从安全的出处离开车辆。若水较深时，先不要急于打开车门和车窗玻璃，因为这时车门是难以打开的。此时，车厢内的氧气可供司机和乘客维持 5～10 分钟，应首先使儿童、老人和妇女的头部保持在水面上。若车厢内的水面大致相等、有空间时，应迅速用力推开车门或玻璃，同时深吸一口气，及时浮出水面。

如果岸边无人救护，掉到水里的人神志清醒，应尽量采用仰卧位、身体挺直、头部向后，这样可使口、鼻露出水面，继续呼吸，如果是公共汽车或载有儿童的车辆，可手牵着手、牵着衣服、牵着脚，形成人链，一起脱离汽车逃出水面。

4. 迎面碰撞 交通事故中的迎面碰撞，受到致命危险的主要是司机。一旦遇有事故发生，当迎面碰撞的主要方位不在司机一侧时，司机应手臂紧握方向盘，两腿向前踏直，身体后倾，保持身体平衡，以免在车辆撞击的一瞬间，头撞到挡风玻璃上而受伤。

如果迎面碰撞的主要方位在临近驾驶员座位或者撞击力度大时，驾驶员应迅速躲离方向盘，将两脚抬起，以免受到挤压而受伤。

六、实验室爆炸事故

实验室爆炸事故是一种极其危险且严重的事件，可能会造成人员伤亡、财产损失及科研工作的中断。近年来，国内高校实验室危险事故频发，安全状况不容忽视。2016年9月21日，东华大学松江校区化学与生物工程学院实验室发生爆炸致3名学生受伤的人身安全事件，让高校化学品及实验室安全再次成为关注点，教育部重申高校要加强实验室危险化学品安全管理。实验室中的任何一个隐患，任何一个小小的疏忽，都有可能酿成大的事故，造成难以估量的损失。

（一）实验室发生爆炸的原因

导致实验室爆炸事故的原因多种多样，常见的包括以下几点。

1. 化学试剂的不当存储和使用　例如，随便混合化学药品。氧化剂和还原剂的混合物在受热、摩擦或撞击时会发生爆炸。

2. 实验操作失误　如违反操作规程、未进行必要的防护措施。

3. 实验设备故障　如老化、损坏的仪器未及时维修或更换。

4. 通风系统失效　导致有害气体积聚。

5. 电力故障　电力故障引发火花等。

（二）实验室爆炸事故现场急救

如果发生爆炸事故应立即切断电源，关闭可燃气体和水龙头，首先将受伤人员撤离现场，送往医院急救，同时迅速清理现场以防引发其他着火中毒等事故。如已引发了其他事故，则按相应办法处理。具体如下。

1. 确保现场安全　在进行急救之前，首先要确保自身安全，避免再次发生爆炸或其他危险情况。评估现场环境，如有无明火、漏电、有毒气体泄漏等，必要时迅速撤离危险区域。

2. 初步评估伤者情况　判断意识状态，轻拍伤者肩膀并呼喊，判断其是否有意识。观察胸部起伏判断呼吸，触摸颈动脉判断心跳。

3. 处理烧伤和创伤　用大量清水冲洗烧伤部位，至15～20分钟，以降低皮肤温度，减轻烧伤程度。去除伤者身上的燃烧衣物，但要避免强行撕扯，以免加重创伤。用干净的纱布或布单覆盖烧伤部位，避免感染。如果有明显出血，可用干净的纱布、毛巾等按压伤口进行止血。对伤口进行简单包扎，固定受伤部位，减轻疼痛和防止进一步损伤。

4. 处理眼部受伤　如果有化学物质溅入眼睛，立即用大量清水冲洗眼睛，至少15分钟。冲洗时让伤者的眼睛尽量睁大，上下左右转动眼球。

5. 处理呼吸道损伤　保持呼吸道通畅，清除伤者口鼻中的异物，如血块、呕吐物等。如果伤者出现呼吸困难，可将其头部偏向一侧，避免窒息。

6. 心理支持　在急救过程中，尽量安抚伤者的情绪，让其保持冷静，增强其求生的信心。

7. 等待专业救援人员　在等待急救车到来的过程中，持续观察伤者的生命体征，如呼吸、心跳、意识等，随时准备采取进一步的急救措施。

现场急救只是初步处理，在专业医疗人员到达后，应听从他们的指挥和安排，将伤者迅速送往医院进行进一步的治疗。

（三）实验室爆炸事故预防措施

1. 实验室人员必须接受严格的安全培训，熟悉实验室安全操作规程和应急处置方法。
2. 定期对实验室设备进行检查和维护，确保设备正常运行。
3. 对易燃易爆、有毒有害等危险化学品进行严格管理，按照规定储存、使用和处理。
4. 保持实验室通风良好，安装有效的通风设备和气体检测报警装置。
5. 配备必要的消防器材和个人防护用品，并定期进行检查和维护。

（四）实验室爆炸事故防范注意事项

1. 凡是有爆炸危险的实验，必须遵守实验教材中的指导，并应安排在专门防爆设施（或通风框）中进行。
2. 高压实验必须在远离人群的实验室中进行。
3. 在做高压、减压实验时，应使用防护屏或防爆面罩。
4. 绝不允许随意混合各种化学药品，如高锰酸钾和甘油。
5. 在点燃氢气、一氧化碳等易燃气体之前，必须先检查并确保纯度。银氨溶液不能留存。某些强氧化剂（如氯酸钾、硝酸钾、高锰酸钾等）或其混合物不能研磨，否则都会发生爆炸。
6. 钾、钠应保存在煤油中，而磷可保存在水中，取用时用镊子。一些易燃的有机溶剂，要远离明火，用后立即盖好瓶塞。

七、实验室化学品事故

实验室化学品事故是指在实验室中由于化学品的不当使用、储存、运输或处理等原因而引发的意外事件，可能对人员健康、环境安全和实验设施造成严重危害。

（一）实验室化学品事故的类型

1. 实验室化学品泄漏　包括易燃、有毒气体泄漏和易燃、腐蚀、有毒液体泄漏。

2. 实验室化学品爆炸　当化学品遇到火源、高温、撞击等条件时，可能会发生爆炸，进而引发火灾，造成严重的人员伤亡和财产损失。

3. 化学品中毒　人体接触或吸入有毒化学品后，可能会出现中毒症状，如头痛、恶心、呕吐、呼吸困难等。

4. 化学品灼伤　强酸、强碱等腐蚀性化学品接触人体皮肤或眼睛时，可能会造成灼伤。

（二）实验室化学品事故现场急救措施

1. 化学品泄漏现场急救

（1）易燃、有毒气体泄漏　现场人员首先从室外总闸切断电源（避免断电时电弧引起火灾），应急处理人员佩戴自给正压式呼吸器，穿防毒服，然后迅速开门窗通风，迅速撤离泄漏污染区人员至安全区，并进行隔离，严格限制出入；并按照危险程度通知邻近实验室或整座建筑人员撤离至上风区。在做好安全保障工作之后对泄漏源进行控制处理。

（2）易燃、腐蚀、有毒液体泄漏　现场人员首先从室外总闸切断电源（避免断电时电弧引起火灾），佩戴个人防护用具，尽可能切断泄漏源。防止流入下水道、排洪沟等限制性空间。小量泄漏：用砂土或其他不燃材料吸附或吸收。也可以用大量水冲洗，洗水稀释后放入废水系统，注意避免中毒和受到灼伤。大量泄漏时在实验室门口设置堵截围堰后撤离，等待专业应急救援人员处置。

2. 化学品爆炸现场急救

（1）混合性爆炸发生后，现场和周边实验室人员应开门窗通风，切断电源，熄灭所有火源，避免发生二次爆炸，尽快通知学校消防及单位安全负责人，必要时电话 119火警。

（2）人员紧急疏散、撤离。

（3）受伤人员现场救护、医院救治。对受到化学伤害的人员进行急救时，按下列方法紧急处理：①置神志不清的患者于侧位，防止气道梗阻，呼吸困难时给予氧气吸入；呼吸停止时立即进行人工呼吸，心脏停止者立即进行胸外心脏按压。②皮肤污染时，脱去污染的衣服，用流动清水冲洗；头面部灼伤时，要注意眼、耳、鼻、口腔的清洗。③眼睛污染时，立即提起眼睑，用大量流动清水彻底冲洗至少15分钟。④发生冻伤时，应迅速复温。复温的方法是采用 40～42℃恒温热水浸泡，使其在 15～30 分钟温度提高至接近正常。在对冻伤的部位进行轻柔按摩时，应注意不要将伤处的皮肤擦破，以防感染。⑤发生烧伤时，应迅速将患者衣服脱去，用水冲洗降温，用清洁布覆盖创伤面，避免创面污染；不要任意把水疱弄破。患者口渴时，可适量饮水或含盐饮料。⑥误服化学试剂者，可根据物料性质，对症处理；必要时进行洗胃。⑦经现场处理后，迅速就近转运至医院救治。陪同护送人员应了解化学品事故基本侵害过程，尤其是造成人身伤害的危险化学品的种类和数量，提供相关信息给医院后续救治工作作为参考。

3. 化学品中毒现场急救　实验中的许多试剂大都是有毒的，有毒物质往往通过呼吸道吸入、皮肤渗入、误食等方式导致中毒。

（1）处理具有刺激性、恶臭和有毒的化学药品时，如 H_2S、NO_2、Cl_2、CO、SO_2、SO_3、HCl、浓硝酸、发烟硫酸、浓盐酸，乙酰氯等，必须在通风橱中进行。通风橱开启后，不要把头伸入橱内，并保持实验室通风良好。

（2）实验中应避免手直接接触化学药品，尤其严禁手直接接触剧毒品。沾在皮肤上的有机物应当立即用大量清水和肥皂洗去，切莫用有机溶剂洗，否则只会增加化学药品渗入皮肤的速度。

（3）溅落在桌面或地面的有机物应及时除去。如不慎损坏水银温度计，洒落在地上的水银应尽量收集起来，并用硫黄粉盖在洒落的地方。

（4）操作有毒物质实验中若感觉咽喉灼痛、嘴唇脱色或发绀，胃部痉挛或恶心呕吐、心悸头晕等症状时，则可能系中毒所致。视中毒原因实施急救措施后，立即将患者送医院治疗，不得延误。

固体或液体毒物中毒：有毒物质尚在嘴里的立即吐掉，用大量水漱口。误食碱者，先饮大量水再喝些牛奶。误食酸者，先喝水，再服 Mg（OH）$_2$ 乳剂，最后饮些牛奶。不要用催吐药，也不要服用碳酸盐或碳酸氢盐。重金属盐中毒者，喝一杯含有几克 $MgSO_4$ 的水溶液，立即就医。不要服催吐药，以免引起危险或使病情复杂化。砷和汞化物中毒者，必须紧急就医。

吸入气体或蒸气中毒者：立即转移至室外，解开衣领和纽扣，呼吸新鲜空气。对休克者应施以人工呼吸，但不要用口对口法。立即送医院急救。

4. 化学品灼伤　立即用大量清水冲洗灼伤部位，至少冲洗 15 分钟。冲洗时要注意将受伤部位充分暴露，避免化学品残留。对于强酸灼伤，可先用干净的纱布或毛巾蘸取饱和碳酸氢钠溶液（小苏打水）轻轻擦拭，再用大量清水冲洗。对于强碱灼伤，可先用干净的纱布或毛巾蘸取饱和硼酸溶液轻轻擦拭，再用大量清水冲洗。冲洗后用干净的纱布或毛巾轻轻覆盖灼伤部位避免感染。尽快将患者送往医院进一步治疗。

八、泥石流事故

泥石流是指由于降水（暴雨、冰川、积雪融化水）在沟谷或山坡上产生的一种挟带大量泥沙、石块和巨砾等固体物质的特殊洪流。其汇水、汇沙过程十分复杂，是各种自然和（或）人为因素综合作用的产物。泥石流具有突然性及流速快、流量大、物质容量大和破坏力强等特点。发生泥石流常常会冲毁公路、铁路等交通设施甚至村镇等，造成巨大损失。

我国西北地区称为"流泥、流石"或"山洪急流"，华北和东北山区称为"龙扒""水泡""石洪"或"啸山"，云南山区称为"走龙"或"走蛟"，西藏地区则称为"冰川暴发"，台湾、香港地区称之为"土石流"。

（一）泥石流分类

1. 按物质成分分类

（1）*泥石流*　由大量黏性土和粒径不等的砂粒、石块组成。

（2）*泥流*　以黏性土为主，含少量砂粒、石块、黏度大、呈稠泥状。

（3）*水石流*　由水和大小不等的砂粒、石块组成。

2. 按流域形态分类

（1）标准型泥石流　为典型的泥石流，流域呈扇形，面积较大，能明显地划分出形成区、流通区和堆积区。

（2）河谷型泥石流　流域呈有狭长条形，其形成区多为河流上游的沟谷，固体物质来源较分散，沟谷中有时常年有水，故水源较丰富，流通区与堆积区往往不能明显区分。

（3）山坡型泥石流　流域呈斗状，其面积一般小于 1000 ㎡，无明显流通区，形成区与堆积区直接相连。

3. 按物质状态分类

（1）黏性泥石流　含大量黏性土的泥石流或泥流。其特征是黏性大，固体物质占 40%～60%，最高达 80%。其中的水不是搬运介质，而是组成物质，稠度大，石块呈悬浮状态，暴发突然，持续时间亦短，破坏力大。

（2）稀性泥石流　以水为主要成分，黏性土含量少，固体物质占 10%～40%，有很大分散性。水为搬运介质，石块以滚动或跃移方式前进，具有强烈的下切作用。其堆积物在堆积区呈扇状散流，停积后似"石海"。

除此之外还有多种分类方法。如按泥石流的成因分类有冰川型泥石流、降雨型泥石流；按泥石流流域大小分类有大型泥石流、中型泥石流和小型泥石流；按泥石流发展阶段分类有发展期泥石流、旺盛期泥石流和衰退期泥石流等。

（二）泥石流发生时间规律

泥石流发生的时间具有季节性和周期性。中国泥石流的暴发主要是受连续降雨、暴雨，尤其是特大暴雨集中降雨的激发。因此，泥石流发生的时间规律与集中降雨时间规律相一致，具有明显的季节性。一般发生在多雨的夏秋季节，因集中降雨的时间差异而有所不同。

泥石流的发生受暴雨、洪水的影响，而暴雨、洪水总是周期性的出现。泥石流的发生和发展也具有一定的周期性，且其活动周期与暴雨、洪水的活动周期大体一致。当暴雨、洪水两者的活动周期是与季节性相叠加，常常形成泥石流活动的一个高潮。

（三）泥石流事故现场急救

泥石流对人的伤害主要是泥浆使人窒息。将压埋在泥浆或倒塌建筑物中的患者救出后，应立即清除口、鼻、咽喉内的泥土及痰、血等，排除体内的污水。对昏迷的患者，应将其平卧、头后仰，将舌头牵出，尽量保持呼吸道的畅通，如有外伤应采取止血、包扎、固定等方法处理，具体措施如下。

1. 对患者的出血伤口应迅速止血　如似喷射状，则动脉破损，应在伤口上方即伤口近心端，找到动脉血管（一条或多条），用手把血管压住，即可止血。如果患者四肢受伤亦可在伤口近心端用绳布带等捆扎，松紧程度视出血状态控制，每隔 1 小时松开一次进行观测并确定后续处理措施。

2.患者伤口的包扎　找到伤口，迅速检查伤情，如有乙醇或碘酒棉球，应将伤口周围皮肤消毒后，用干净的毛巾、布条等将伤口包扎好。

3.对骨折的患者，应进行临时的固定　如没有夹板，可用木棍、树枝代替。尽量减少对患者的搬动，肢体与夹板间要垫平，夹板长度要超过上下两关节，并固定绑好，留指尖或趾尖暴露在外。对严重的外伤患者的治疗，在紧急处理的同时，应迅速求得医务人员的帮助，并尽快护送至医院。

（四）泥石流事故处理注意事项

泥石流后易出现疫情，灾区群众应注意预防传染病。注意饮食和饮水卫生，养成良好的生活习惯是预防传染病的关键。灾区群众要把好"病从口入"关，不要喝生水，饭前便后要洗手，不用脏水漱口或洗瓜果蔬菜，不要食用发霉、腐烂的食物，淹死、病死的家禽家畜要深埋，掌握"勤洗手、喝开水、吃熟食、趁热吃"防病口诀。同时要注意搞好环境卫生，不要随地大小便，及时清理粪便和垃圾，不能直接用手接触死鼠及其排泄物；此外，室外活动时要尽量穿长衣裤，扎紧裤腿和袖口，防止蚊虫叮咬，暴露在外的皮肤可涂抹驱蚊剂。灾区群众要积极配合卫生防疫人员的消毒工作，在外劳动时应注意防止皮肤受伤。

九、空难事故

空难事故指飞机等在飞行中发生故障、遭遇自然灾害或其他意外事故所造成的灾难。指由于不可抗拒的原因或人为因素造成的飞机失事，并由此带来灾难性的人员伤亡和财产损失。

通常与"空难"意义相同的词汇还有"飞机坠落事件"或"坠机事件"。汉语中对各种飞行器包括各种载人航空飞行器在起飞、飞行或降落过程中，由于人为因素或不可抗拒的原因导致的灾难性损失的事件统称为空难，如对美国哥伦比亚号航天飞机的失事有时称为"哥伦比亚空难"。

（一）空难事故的特征

1.突然性　往往毫无征兆的突然发生，留给乘客和机组人员的反应时间极短。

2.严重性　造成大量人员伤亡和巨大的财产损失，对社会产生重大冲击。

3.复杂性　涉及众多因素，如飞机机械故障、人为失误、恶劣天气、导航通信问题等，导致原因的调查和确定较为复杂。

4.调查困难性　需要对残骸、飞行数据、通信记录等进行全面深入的分析，以确定事故原因，这一过程往往耗时且具有挑战性。

（二）空难事故现场应对与急救

1.空难发生时乘客的应对

（1）保持镇定和冷静　当飞机遇到意外情况时，很多人会感到惊慌和恐慌。在这种情况下，保持冷静是非常重要的，因为只有镇定的头脑才能采取正确的行动。

（2）检查氧气面罩　如果飞机出现失压情况，乘客需要迅速使用氧气面罩，确保自己和身旁乘客的氧气供应。

（3）系好安全带　在飞机遇到气流或其他突发情况时，系好安全带可以有效地保护乘客的安全。

（4）遵守机组人员指示　在紧急情况下，机组人员会给出相应的指令，乘客需要严格遵守，以确保行动的统一和有序。

2. 空难发生后现场急救

（1）伤情的初步判断　在空难发生后，乘客或机组人员可能会受伤，因此需要进行初步的伤势判断，对受伤者进行急救。

（2）恢复呼吸和心跳　如果遇到呼吸或心跳停止的情况，需要立即进行心肺复苏术，保持呼吸通畅，维持心跳。

（3）疏散伤者　在飞机发生坠毁或起火等情况时，需要迅速疏散伤者，确保他们的生命安全。

（4）创口包扎　在遇到创伤和出血等情况时，需要进行简单的包扎止血，以防止感染和加重伤势。

（5）骨折处理　如果遇到骨折等情况，需要进行固定处理，以避免进一步损伤。

3. 空难发生后机组人员的急救工作

（1）保护生命　机组人员在空难发生后，首要任务是保护乘客的生命安全，尽全力进行急救救助，确保伤者得到及时的医疗救助。

（2）协助疏散　机组人员需要负责疏散乘客，确保人员能安全地离开飞机。

（3）报告事故　空难发生后，机组人员需要及时向相关部门报告事故情况，启动救援和检查程序。

（三）空难事故预防措施

空难事故的致死率很高，所以重在预防。为了预防和减少飞行事故的发生，应把提高飞行员素质的研究工作作为重点，利用地面飞行模拟器对飞行员进行故障飞行模拟训练与研究，对提高飞行员素质、避免和减少飞行事故的发生是一种有效而可行的手段。加强飞机日常维护，也可以有效避免事故发生。

十、灾难现场生存及庇护所

（一）灾难现场生存

1. 概念　灾难现场生存指的是个体在遭遇突发的、具有破坏性的灾害事件时，运用自身所具备的知识、技能、经验和心理适应能力，采取一系列积极有效的行动和策略，以维持生命、保障基本生活需求，并最大程度地减少灾害带来的身体和心理伤害，直至获得救援或脱离危险环境的过程。它涵盖了对灾害的认知和判断、寻找安全的避难场所、合理利用有限的资源、保持良好的身体和心理状态、进行有效的自救和互救等多个方面。其核心目标是在极端困难和危险的情境下，确保生命的存续和尽量减少灾害造成的损失。

2. 灾难现场的生存原则　在灾难现场生存是一项极具挑战性的任务，需要具备多方面的知识、技能和心理素质。首先，保持冷静至关重要；恐慌会导致错误的判断和决策，消耗过多的体力和精力。了解所处环境是关键，观察周围的地形、建筑物的稳定性、可能的逃生路线及潜在的危险源，如火灾、漏电、有毒气体泄漏等。在资源有限的情况下，合理分配食物和水，尽量寻找清洁的水源，避免饮用被污染的水。如果受伤，要及时进行简单的自我救治，比如止血包扎、固定骨折部位等。发出求救信号也非常重要，可以通过呼喊、挥动鲜艳的物品、使用手电筒等方式引起救援人员的注意。寻找安全的避难所，避免暴露在恶劣的环境中。在等待救援的过程中，保持积极的心态，相信自己能够生存下去。

（二）灾难庇护所

1. 概念　庇护所是在灾难或野外环境中为人们提供保护和遮蔽的场所。它可以是一个简单的帐篷、洞穴、简陋的木屋，也可以是利用自然材料临时搭建的遮蔽处。在灾难现场，庇护所的主要作用是提供一个相对安全的空间，保护人们免受恶劣天气（如暴雨、狂风、严寒）、野生动物的侵害及可能存在的危险（如建筑物倒塌、泥石流等次生灾害）。在野外，庇护所能够帮助人们保持身体的温暖和干燥，减少体力消耗，为生存争取更多的机会。

2. 特点　稳固的结构，能够抵御一定的外力冲击；良好的通风，避免空气污浊导致疾病；适当的保暖和防潮性能；相对隐蔽，减少被发现的风险。

3. 庇护所的选择与搭建　在灾难现场，选择或搭建庇护所是生存的关键步骤之一。

（1）选择庇护所　如果可能的话，选择一个已经存在的坚固结构作为庇护所，如学校、教堂或公共建筑。

（2）搭建临时庇护所　根据所在环境的不同，选择合适的地点和材料。利用周围的自然资源，如树枝、树叶、塑料布等。确保庇护所足够稳固，能够抵御恶劣天气。确保庇护所内部干燥且具有保温性能。

第六章　常见中毒事件急救与处理

进入人体的化学物质达到中毒剂量导致组织和器官损害引起的全身性疾病称为中毒。引起中毒的化学物质称毒物。根据暴露毒物的毒性、剂量和时间，通常将中毒分为急性中毒和慢性中毒两类。

第一节　急性中毒事件概述

急性中毒是指机体在短时间内接触、摄入或吸入有毒物质，导致毒物在体内迅速分布并达到中毒剂量，从而引发一系列急性病理生理改变和临床症状的紧急情况。这种中毒通常具有发病急骤、病情进展迅速、症状复杂多变等特点。

一、急性中毒的主要危害

急性中毒可在短时间内对机体造成广泛的损伤，若不及时救治，甚至危及患者生命。急性中毒可能带来的危害主要表现在以下四个方面。

（一）全身各系统损伤

1. 神经系统　急性中毒对神经系统的危害尤为显著。毒物可能作用于神经系统，导致患者出现意识障碍、昏迷、抽搐、惊厥等症状。这些症状不仅会影响患者的日常生活和工作能力，还可能对患者的生命安全构成威胁。严重时，神经系统的损伤可能导致永久性残疾或死亡。

2. 呼吸系统　急性中毒后，毒物可能通过呼吸道进入人体，对呼吸系统造成直接的损伤，可导致呼吸困难、胸闷、咳嗽、气促等症状，严重时甚至可能引发肺水肿、呼吸衰竭等危及生命的并发症。

3. 消化系统　毒物通过消化道进入人体后，会对胃肠道造成严重的刺激和损伤，可引起恶心、呕吐、腹痛、腹泻等症状。严重中毒可能导致消化道出血、穿孔等并发症。此外，一些毒物还可能对肝脏和胰腺等消化器官造成损害，引发肝炎、胰腺炎等疾病。

4. 循环系统　毒物作用于心血管系统，导致患者出现心律失常、心肌损害、低血压、休克等症状。这些症状可能引发心力衰竭、心肌梗死等严重并发症，对患者的生命安全构成威胁。

5. 泌尿系统　毒物可能导致肾小管坏死、肾间质水肿等病变，进而引发急性肾功能衰竭。急性肾功能衰竭是急性中毒常见的严重并发症之一，其死亡率较高。

6.血液系统　某些毒物可能损害血液系统，导致溶血性贫血、白细胞减少、血小板减少等血液疾病。

（二）多器官功能衰竭

急性中毒可能导致多个器官同时受损，进而引发多器官功能衰竭。这是一种极其严重的临床状况且死亡率极高。

（三）后遗症

急性中毒后即使患者经过及时治疗并恢复生命体征，也可能留下一些后遗症和并发症。这些后遗症和并发症包括神经系统损伤导致的智力下降、肢体残疾、精神运动功能障碍等；消化系统损伤导致的胃肠道功能障碍、营养不良等，以及呼吸系统、循环系统和肾脏系统等的慢性损害。

（四）精神和社会影响

急性中毒不仅对患者本人造成严重的身体损伤，还可能对其家庭和社会造成深远的影响。家庭成员可能因照顾患者而承受巨大的经济和心理压力，而社会则可能因毒品等问题面临公共安全和卫生方面的挑战。

综上所述，由于急性中毒危害涉及全身多个系统，一旦发生中毒事件，应立即采取急救措施并送医治疗。同时，加强公众对毒物的认识和防范意识，减少中毒事件的发生也是非常重要的。对于儿童等特殊群体，应更加注意防范其误食或接触有毒物质。

二、急性中毒现场救治关键点

1.不要贸然进入中毒现场　进入现场前应做环境危险评估，只有具备防护知识、防护设备和逃生手段时才能进入中毒现场，否则应呼叫增援，切勿轻率进入现场。

2.迅速帮助患者脱离中毒环境并终止毒物接触　发现急性中毒事件后，首要任务是迅速将患者从有毒环境中移出，远离毒源包括关闭可能泄漏毒物的阀门、停止接触有毒物质或离开被污染的区域。同时，应确保现场通风良好，减少毒物浓度，为后续救治创造有利条件。在将患者脱离现场的同时，需立即采取措施，终止毒物与机体的进一步接触。对于皮肤或眼睛接触中毒的患者，应立即脱去污染衣物，用大量清水冲洗受污染的皮肤和眼睛。对于吸入性中毒的患者，应将其转移到空气新鲜的地方，保持呼吸道通畅，并视情况给予吸氧治疗。

3.减少毒物吸收及加速毒物排出　一旦怀疑中毒就要尽快采取排毒措施，如果对中毒患者不加排毒处理就送其去医院，毒物在送院途中会被吸收可能导致患者中毒加重甚至死亡。

最简单的方法是催吐，其适应证、禁忌证和方法如下。

1）适应证：口服毒物 12 小时内，神志清醒且无催吐禁忌证的患者。

2）禁忌证：①已经昏迷的患者；②口服强酸、强碱等腐蚀性毒物的患者；③患有食管胃底静脉曲张、胃溃疡、主动脉夹层的患者；④孕妇慎用；⑤不能配合者。

3）方法：用手指或压舌板刺激咽后壁，大量饮清水，使患者反复呕吐，从而排出毒物。

4. 提供生命支持　①保持患者呼吸道通畅：对昏迷者应采取稳定的左侧卧位，防止发生误吸。②及时有效心肺复苏：对心搏骤停者，应立即实施心肺复苏。③提供呼吸支持：适用于安眠药、阿片类物质等药物中毒，处于呼吸极度抑制状态的患者。在现场对患者实施口对口人工呼吸，或气管插管、辅助呼吸直到专业救护人员到场接替。

5. 尽快应用特效药物和胃黏膜保护剂　特效解毒药物是指专门对某种毒物有较好解毒效果的药物，如纳洛酮用于阿片类物质中毒、氯磷定用于有机磷中毒等。如果服下腐蚀性毒物，如强酸或强碱等，应及时给患者服用有胃黏膜保护作用的液体，如牛奶、豆浆等。

6. 尽快送患者去医院　经过初步救治后，患者需被安全转运至医疗机构进行进一步治疗。尤其在现场救治过程发现急性中毒者伴有下列表现之一时，提示病情危重。①深昏迷；②休克或血压不稳定；③高热或体温不升；④呼吸衰竭；⑤心力衰竭或严重心律失常；⑥惊厥持续状态；⑦肾功能衰竭；⑧弥散性血管性凝血；⑨血钠高于 150mmol/L 或低于 120mmol/L。要争分夺秒地将其送到医院，千万不要耽搁，很多抢救措施应在送院途中进行。在转运过程中，需保持患者呼吸道通畅，继续监测生命体征，并给予必要的支持治疗。同时，需与医疗机构保持密切联系，确保患者能够及时得到专业救治。

7. 为进一步检查提供证据　一旦怀疑中毒，现场急救时要尽可能收集和保留可疑毒物和含毒标本，如患者身边剩下的药片及药瓶、患者的呕吐物、排泄物等，迅速送检，为患者入院后的诊断提供证据。

8. 群体性中毒发生时应该尽快上报　3 人以上同时中毒，应在第一时间向有关部门报告。

综上所述，急性中毒现场救治的关键点包括迅速脱离现场、终止毒物接触、保持呼吸道通畅、催吐与洗胃、特效解毒治疗、对症支持治疗、监测生命体征以及安全转运。这些措施的实施需要迅速、准确且有序，以确保患者能够得到及时有效的救治。

第二节　常见中毒事件及其现场急救

日常中毒事件也可根据毒物来源和用途分为①工业性毒物中毒；②药物中毒；③农药中毒；④有毒动植物中毒。对于不同类型中毒的表现、危害及应对措施也有所不同。本节针对常见的几种中毒事件进行介绍。

一、食物中毒

食物中毒是指人们食用了含有有毒有害物质的食品后所引起的一系列急性、亚急性疾病的过程。这一过程具有突发性、集体性、潜伏期和症状明显等特点。

（一）可引起中毒的食物

1.细菌污染 细菌在食物中繁殖并产生毒素，人们食用后易发生中毒。常见的细菌有沙门菌、副溶血性弧菌、大肠埃希菌等，它们多存在于肉类、鱼类、蛋类和奶类等食品中。

2.化学物质污染 食物可能受到农药、重金属、有害化学物质（如亚硝酸盐、砷、农药等）的污染，食用时如果没有清洗干净或处理不当就容易引发中毒。

3.食用霉变食物 发霉的食物中含有大量毒素，如黄曲霉毒素，人们食用后会刺激胃肠道黏膜，引起中毒症状。

4.寄生虫感染 某些寄生虫如弓形虫、肉包虫等会寄生在动物肉类或水果蔬菜中，人们食用后可能引起寄生虫性食物中毒。

5.其他因素 如食品添加剂过量使用、误食有毒动植物，如河豚鱼、有毒贝类、鱼类组胺、动物内脏（过冬的狼和狗的肝脏）、毒蕈、发芽马铃薯、新鲜黄花菜、生豆浆等也可能导致食物中毒。

（二）食物中毒的判断

食物中毒的判断主要依据其流行病学特征：①潜伏期短：一般由几分钟到几小时，食入有毒食物后于短时间内几乎同时出现一批患者，来势凶猛，很快形成高峰，呈暴发流行；②患者临床表现相似：多以急性胃肠道症状为主，表现为恶心、呕吐、腹痛、腹泻；③发病与食用某种食物有关：患者在近期同一段时间内都食用过同一种或几种有毒食物，发病范围与食物分布呈一致性，不食者不发病，停止食用该种食物后很快不再有新病例；④病程较短：多数在2～3日自愈；一般人与人之间不传染，发病曲线呈骤升骤降的趋势，没有传染病流行时发病曲线的余波；⑤有明显的季节性：夏秋季多发生细菌性和有毒动植物食物中毒，冬春季多发生肉毒中毒和亚硝酸盐中毒等。

（三）食物中毒的应急措施

1.食物中毒发生后，卧床休息，早期饮食应为易消化的流质或半流质，病情好转后可恢复正常饮食。

2.沙门菌食物中毒应床边隔离。

3.采取催吐、导泻两种解救措施。

4.如螃蟹、水产品或罐头类食品中毒常由于病菌在腹内迅速繁殖而形成急性肠道感染。因此要采取抗菌消炎办法，可口服黄连素、痢特灵等，严重者应尽快入院治疗。

5.除消炎抗菌，还要补充体液，大量饮水以冲淡毒素减少中毒。

（四）食物中毒的预防

1.严把采购关 加强对食品企业的卫生管理，防止食品被细菌污染。食品行业从业人员应当严格遵守《食品卫生法》，严格遵守操作规程。

2. 注意储存和加工　储存食物时要保持适宜的温度和湿度，采取冷藏、冷冻措施，控制细菌繁殖，避免食物腐败变质。加工过程中要注意生熟分开，避免交叉污染。

3. 科学烹饪　食品在食用前进行高温杀菌，食物要煮熟煮透后再食用，特别是肉类、鱼类等动物性食品。同时，要避免食用有毒动植物，如河豚、蛇胆、蟾蜍、苦杏仁、桃仁、李子仁、白果、桐子、棉子、蓖麻子、发芽马铃薯、野生蘑菇、巴豆、乌头等。

4. 增强个人卫生意识　在接触食品前要洗手，避免用不洁的手直接接触食品，少食或不吃不洁生冷饮食。

总之，食物中毒是一个严重的公共卫生问题，它涉及了食物中存在的各种有毒有害物质对人体健康造成的损害，传播途径多为食物链污染。预防措施包括食品安全管理、个人卫生。应急处理需及时就医并保留食物样本。

二、酒精中毒

酒精中毒俗称醉酒，是饮酒过量、过快或长期饮酒导致血中高浓度乙醇超过肝脏的氧化代谢能力而蓄积，并通过血脑屏障进入大脑引发的一系列中毒症状。

（一）酒精中毒的危害

严重酗酒有致死可能，表现主要如下。

1. 窒息　酒精中毒昏迷者失去了自我防护功能，如果处于仰卧位或呕吐物堵塞呼吸道，就可导致窒息、缺氧，从而造成死亡。

2. 诱发心脏病　酒精可诱发冠状动脉痉挛及恶性心律失常，进而导致心源性猝死的发生。

3. 诱发脑出血　酒精可兴奋交感神经，造成血压急剧升高，进而导致脑出血发生。

4. 其他　酒精可以诱发胰腺炎、低血糖昏迷、代谢紊乱等，这些都和患者死亡有关。

（二）酒精中毒临床表现

1. 单纯性醉酒　指一次大量饮酒引起的急性中毒。临床通常分为兴奋期、共济失调期及昏睡期。轻症患者饮酒后发生精神异常状态，如话多、易怒、面色潮红或苍白、眼部充血、心率加快、头昏、头痛等；随着病情进展，患者出现步态不稳、动作笨拙、言语含糊、语无伦次、视物模糊及重影，并伴有恶心、呕吐等。重症中毒患者呈昏睡状态，可有面色苍白、口唇发绀、皮肤湿冷、体温下降、呼吸浅表、瞳孔扩大等症状；严重者陷入深昏迷，血压下降、呼吸缓慢、心率加快，直至衰竭死亡。

2. 复杂性醉酒　指大量饮酒过程中或饮酒后，突然出现强烈的精神运动性兴奋和严重的意识混乱状态。此时患者意识障碍更重，精神运动性兴奋更为强烈，持续时间更长，因此容易出现暴力行为如报复性伤害、杀人毁物及性犯罪等。患者对周围情况仅有模糊的认识，发作后对发作经过部分或全部遗忘。

（三）现场判断

急性酒精中毒的诊断并不十分困难。患者有饮酒史并有相关症状，同时呼出的气体有酒味，呼气及血液酒精检查结果显示体内有较高浓度的乙醇。

酒精中毒注意要与安眠药中毒、一氧化碳中毒、中风等疾病相鉴别。

（四）现场急救措施

1. 轻症（意识清醒）患者的急救　①对于急性酒精中毒的患者，治疗方法主要包括立即反复催吐、用温水或 2% 碳酸氢钠溶液洗胃、保持循环血量等。②轻症中毒患者无须药物治疗，可以适当吃一些含糖较多的食品以及富含维生素 C、维生素 B 的食物，同时鼓励患者多饮水，以促进排尿；对于躁动者可以适当加以约束，重点保护头面部，以免碰伤。③对于重度酒精中毒的患者，及时送医院给予输注含有糖分的液体以维持有效循环血容量，并适当补充糖分。同时，可以根据患者的具体情况给予地西泮类药物进行镇静治疗，并使用纳洛酮等药物促进乙醇分解并逆转中毒症状。

2. 昏迷患者的急救　对于昏睡和昏迷的患者，以及有心血管疾病的患者，要密切观察生命体征，及时进行心肺复苏，呼叫医疗救护入院进一步检查治疗。在到达医院前要让患者采取侧卧体位，并注意保持患者呼吸道通畅。

总之，酒精中毒是过量摄入乙醇导致的中毒状态，其影响与危害涉及身体器官损害、心理障碍及社会问题。因此应当增强公众意识，适量饮酒或戒酒。紧急处理需立即停止饮酒，必要时送医。

三、药物中毒

药物中毒是指短时间内大量给予某种药物、长期应用某种药物造成蓄积或一次性意外服用大量药物，导致药物超出人体耐受力，出现药物毒副作用，造成一系列躯体或精神症状，严重时可能导致患者死亡的现象。

（一）家庭常见药物中毒原因

1. 误服　患者误服或误用药物，如使用偏方、不遵医嘱等，都可能导致药物中毒。尤其是儿童误服药物。

2. 用药不当　包括药物用法不当、用药剂量超过安全剂量等。例如，过多服用安眠药等都可能导致药物中毒。

3. 服用过期药品　药物存放时间太久，服药前未留意保质期。过期药品药效虽然基本没变，但药效减低、毒性增加。

4. 中药煎法不当　如乌头类药物久煎可降低毒性，若煮时过短则易致中毒。

5. 个体差异　年龄、性别、体质等因素对药物的反应不同，也可能引起药物中毒。

（二）药物中毒的症状

药物中毒的症状因药物种类和中毒程度而异，一般可归纳为以下几类。

1. 消化道症状　如恶心、呕吐、腹痛、腹泻等。

2. 神经系统症状　如头晕、头痛、嗜睡、昏迷、惊厥、烦躁不安、谵妄等。

3. 呼吸系统症状　如呼吸困难、肺水肿、呼吸衰竭等。

4. 循环系统症状　如心律失常、血压下降、休克等。

5. 其他症状　如黄疸、肝脏和脾脏肿大、血尿、无尿、皮肤巩膜黄染等。

（三）药物中毒的判断

判断是否为药物中毒，需要通过病史、药物接触史、典型症状、实验室检查来进行。

（四）药物中毒的应急措施

一旦怀疑发生药物中毒，应及时就医，切勿自行处理，以免延误病情。如患者神志清楚，就医前，可以饮用大量清水催吐，其他治疗应该在医院进行。最好将中毒药物包装盒及药瓶带到医院，因为同一药物有不同规格，单纯多少片、多少粒并不能准确反映药物剂量。药物种类不同，中毒症状和处理方式也不尽相同，诸如①降压药：血压下降，频繁跌倒，甚至昏迷，此时应平卧位，头偏向一侧保证脑供血，防止误吸并及时就医；②降糖药：全身出汗、手抖、烦躁、最终昏迷，可以进食甜食、糖水并及时就医；③止喘药：心慌、手抖、心跳快，应及时就医；④镇静安眠药：昏迷、呼吸减慢，应及时就医；⑤解热镇痛药：可能出现胃出血、肝肾功能损伤，应及时就医；⑥腐蚀性毒物：立即出现口腔灼烧感，可饮用牛奶、豆浆、蛋清等并及时就医。了解家庭常见药物中毒表现，找到药瓶，为就医时提供帮助。一旦出现心搏呼吸骤停，立即拨打急救电话，在等待同时尽快行心肺复苏术。

（五）预防药物中毒的措施

1. 合理用药　严格按照医嘱或者说明书使用药物，不随意增减剂量或更改用药方式。

2. 了解药物信息　在使用药物前仔细核对药物的生产日期及保质期，了解药物的成分、作用、用法用量、禁忌证等信息。

3. 妥善保管药物　将药物存放在儿童触及不到的地方，避免误服。

4. 增强安全意识　提高自我保护意识，避免使用来源不明的药物或偏方。

总之，药物中毒是一种严重的健康危害，需要引起高度重视。通过合理用药、了解药物信息、妥善保管药物和增强安全意识等措施，可以有效预防药物中毒的发生。家庭药物要进行合理分类保存、安放，准确记录相关药物用量，做好标示。一旦发生药物中毒应及时就医。

四、农药中毒

农药中毒是指在接触农药过程中，农药进入机体的量超过了正常人的最大耐受量，使人正常生理功能受到影响，引起机体生理失调和病理改变，表现出一系列的中毒临床症状。

(一) 农药中毒的表现

1. 局部刺激症状　接触部位皮肤充血、水肿、皮疹、瘙痒、水疱，甚至灼伤、溃疡。以有机氯、有机磷、氨基甲酸酯、有机硫、除草醚、百草枯等农药毒性最强。

2. 神经系统表现　烦躁、意识障碍、抽搐、昏迷、肌肉震颤、感觉障碍或感觉异常等。在有机磷、有机氯、氨基甲酸酯等农药中毒时常见。

3. 心脏毒性表现　心源性休克甚至猝死。

4. 消化系统症状　恶心、呕吐、腹痛、腹泻等。如砷制剂、百草枯、有机磷、环氧丙烷等农药可引起腐蚀性胃肠炎，并有呕血、便血等表现。

5. 其他系统症状　如血液系统毒性（高铁蛋白血症、溶血）、肝脏毒性（肝功能异常、肝脏肿大）、肺脏刺激损伤（化学性肺炎、肺水肿）、肾脏毒性（急性肾功能衰竭）等。

(二) 农药中毒的应急处理

1. 现场急救原则　尽快清除毒物是挽救患者生命的关键。

对于皮肤染毒者，应立即去除被污染的衣服，并在现场用大量清水反复冲洗。对于意识清醒的口服毒物者，应立即在现场反复实施催吐。绝不能不做任何处理就直接拉患者去医院，否则会增加毒物的吸收而加重病情。若条件允许可给予洗胃，洗胃是切断毒物继续吸收的最有效方法。

2. 现场急救具体措施　①迅速脱离中毒现场：尽快让中毒者离开现场，根据中毒者情况采取相应的措施，对中毒严重者采取急救措施后带上农药包装物或标签尽快就近送医院治疗。②必要时行人工呼吸：如果中毒者呼吸停止，应及时进行人工呼吸，直到中毒者能自主呼吸为止。对农药熏蒸剂中毒者只能给氧，禁止人工呼吸。③清洗皮肤：农药沾染皮肤的，应脱去被农药污染的衣服，用清水及肥皂（不要用热水）充分洗涤被污染的部位，防止毒物进一步吸收。洗涤后用洁净的布或毛巾擦干，穿上干净衣服并注意保暖。受到敌百虫污染的，不能用肥皂，以免敌百虫遇碱后转化为毒性更高的敌敌畏。④洗涤眼睛：眼睛被溅入药液或撒进药粉的，应立即用大量清水冲洗。冲洗时把眼睑撑开，一般要冲洗 15 分钟以上。清洗后，用干净的布或毛巾遮住眼睛休息。⑤保持呼吸通畅：吸入农药，身体感到不适时，应立即到空气新鲜、通风良好的安全场所，脱去被农药污染的衣物等，解开上衣纽扣和松开腰带，使呼吸畅通。用干净水漱口和肥皂水洗手、洗脸，注意身体保暖。⑥催吐和洗胃：吞服农药引起中毒的，吞服量较大时，一般应立即催吐或洗胃。吞服百草枯的，尽快口服吸附剂或黏土，尽快就近送医院治疗。

⑦应用解毒药：根据中毒农药的种类，选择合适的解毒药进行治疗。⑧大量补液：促进代谢、利尿、保护脏器功能，必要时在医院里进行血液净化治疗。

（三）农药中毒的预防

1. 合理使用农药 严格按照说明书要求使用农药，避免超量使用或滥用。研制和推广对人体更低毒性、在环境中残留时间更短的农药，对剧毒农药采取许可证使用制度，防止流散。

2. 严格遵守安全操作规程 培训生产、包装、贮存、运输、销售、使用、处置农药的人员，正确处置残留农药及盛载过农药的容器和包装材料。

3. 妥善贮存农药 将农药放在安全的地方，避免食品和饮料与农药接触，并防止儿童和宠物接触农药。加强农药管理、保存，不使用国家明文禁止的农药品种（如毒鼠强），避免误食、自杀服用。

4. 加强宣传教育 大力宣传农药中毒的知识，提高公众对农药中毒的认识和防范意识。操作或喷洒农药者应佩戴防护用品（如口罩、手套等），站在上风口，顺风、倒退隔行喷洒，天气炎热时施药应在早、晚进行。

5. 做好个人防护 喷洒农药时避免皮肤裸露，操作时禁止吸烟、喝水、进食、用手擦脸和眼睛，操作完毕后用清水或肥皂水彻底清洗手、脸等暴露部位。

综上所述，农药中毒多经皮肤接触、吸入或误食。常见症状有恶心、呕吐、抽搐等，中毒可致肝肾损伤等后遗症，严重者危及生命。急救需迅速脱离毒源，支持治疗。预防应当强调安全使用，穿戴防护。

五、有害气体中毒

有害气体是指在常温常压下呈气态或极易挥发的有毒化学物，来源于工业污染、煤和石油的燃烧、生物材料的腐败分解等，是一种严重的健康危害。有害气体中毒是人们日常生活中较常发生的意外事件，一旦发生，影响健康甚至危及生命，给家庭、社会造成难以估量的伤痛和损失。

（一）有害气体中毒的分类及其表现

有害气体中毒主要分为刺激性气体和窒息性气体两大类，其对人体具有不同的毒性作用。

1. 刺激性气体中毒 是指对眼和呼吸道黏膜有刺激作用的气体，如氯气、氨气、氮氧化物、光气、二氧化硫等。它们主要通过呼吸道侵入人体，引起黏膜刺激症状，严重时可导致中毒性肺炎、肺水肿甚至急性呼吸窘迫综合征。轻度中毒表现为上呼吸道刺激症状，如咳嗽、流泪、咽痛等；中度中毒表现为支气管炎、胸闷、呼吸困难等症状；重度中毒可引发中毒性肺炎、肺水肿，表现为紫绀、呼吸困难、烦躁不安、咯粉红色泡沫痰等症状，甚至危及生命。

2. 窒息性气体中毒 是指能造成机体缺氧的有毒气体，可分为单纯窒息性气体（如氮气）、血液窒息性气体（如一氧化碳）和细胞窒息性气体（如氰化氢）。单纯窒息性气体中毒主要表现为机体缺氧症状，如头晕、恶心、呕吐、昏迷等；血液窒息性气体中毒（如一氧化碳中毒）多由于一氧化碳与血红蛋白结合能力强于氧气，导致机体缺氧，出现头痛、眩晕、心悸、恶心等症状，严重时可能引发中毒性脑病和心肌梗死；细胞窒息性气体中毒（如氰化氢中毒）表现为呼吸加快加深、心率加速、头痛、呕吐等症状，严重者迅速昏迷死亡。

（二）有害气体中毒的现场急救措施

1. 施救者做好防护　施救者进入现场时，应当用毛巾捂住口鼻。

2. 立即脱离现场　一旦发生气体中毒，应立即将中毒者移离中毒现场至空气新鲜流通处。

3. 保持呼吸道通畅　解开中毒者衣领及腰带等束缚物，保持呼吸道通畅，清除口鼻分泌物，并注意保暖。对于昏迷不醒的中毒者可将其头偏向一侧，以防呕吐物误吸入肺内。

4. 实施心肺复苏　呼吸停止者应立即予以人工呼吸及胸外心脏按压（氯气中毒时不可行胸外心脏按压，易加重肺炎、肺水肿）。

5. 吸氧　现场条件允许时，给予高浓度氧气吸入。

6. 及时就医　尽快将中毒者送往医院接受进一步治疗。

（三）有害气体中毒的预防

1. 加强通风　保持作业场所良好的通风条件，降低有害气体浓度。

2. 个人防护　佩戴合适的防护用品，如防毒面具、防护服等。

3. 定期检测　定期对作业场所进行有害气体浓度检测，确保在安全范围内。

4. 应急准备　制定应急预案，定期进行应急演练，提高应对突发事件的能力。

（四）一氧化碳中毒

一氧化碳中毒又称煤气中毒，是含碳物质燃烧不完全时的产物经呼吸道吸入人体，导致的一种急性中毒现象。其主要机制是一氧化碳与血红蛋白的亲和力远高于氧与血红蛋白的亲和力，使得一氧化碳极易与血红蛋白结合形成碳氧血红蛋白，进而造成血红蛋白丧失携氧能力引发组织窒息。这种中毒对全身的组织细胞均有毒性作用，尤其对大脑皮质的影响最为严重。

1. 一氧化碳中毒的原因　①生产性中毒：主要见于炼钢、炼焦、烧窑等工业生产环境，由于炉门、窑门关闭不严或煤气管道泄漏等原因导致；②生活性中毒：常见于冬季，由于室内使用煤炭、煤气、石油等燃料取暖、烹饪或淋浴时，通风不良所致。此外，家用煤炉取暖、煤气泄漏、燃气热水器故障也是主要原因；③故意中毒或意外吸入：如自杀行为、连续大量吸烟（如一天抽一包）或吸入汽车尾气、废气等。

2. 一氧化碳中毒的临床表现　主要取决于中毒程度，具体可分为①轻度中毒：表现为头痛、无力、眩晕、心悸、恶心、呕吐、四肢无力等，此时碳氧血红蛋白（HbCO）饱和度在10%～20%，一般神志尚清醒，吸入新鲜空气或脱离中毒环境后，症状可迅速消失，不留后遗症。②中度中毒：在轻度中毒症状的基础上，可出现虚脱或昏迷，皮肤和黏膜可呈现樱桃红色，HbCO饱和度达30%～40%。如抢救及时，可迅速清醒，数天内完全恢复，一般无后遗症状。③重度中毒：患者常呈深昏迷状态，伴有高热、四肢肌张力增强、阵发性或强直性痉挛，HbCO饱和度大于50%。患者多有脑水肿、肺水肿、心肌损害、心律失常和呼吸抑制等症状，可迅速导致死亡。即使抢救成功，也可能遗留痴呆、记忆力和理解力减退、肢体瘫痪等后遗症。

3. 一氧化碳中毒的急救措施　①迅速脱离中毒环境，立即打开门窗通风，将患者转移至空气新鲜流通处，卧床休息，保持安静及注意保暖。②确保呼吸道通畅，对神志不清者，将头部偏向一侧，以防呕吐物吸入呼吸道引起窒息。③对昏迷及抽搐者可在头部置冰袋减轻脑水肿。④正确拨打120急救电话，保持冷静，简明扼要讲明患者性别、年龄、病情和主要问题，如有无胸痛，是否有喘不过气、神志不清、昏迷或外伤等。⑤观察患者病情变化，对轻度中毒者，经数小时通风换气后，多可恢复；对中、重度中毒者，应尽快向急救中心呼救，及时送往有高压氧治疗条件的医院，进行面罩吸氧或高压氧治疗，高压氧对一氧化碳中毒有非常好的效果。

4. 一氧化碳中毒的预防　①增强安全意识：广泛宣传一氧化碳中毒的预防和急救知识；②定期检查设备：确保煤炉、燃气热水器等设备的安全性和完好性；③保持通风：在使用含碳燃料的场所保持良好的通风条件；④安装报警器：在可能存在一氧化碳泄漏的场所安装一氧化碳报警器。

总之，有害气体中毒症状多样，包括呼吸困难、昏迷等，多经吸入传播，高危环境如化工厂、矿井。常见气体如一氧化碳、硫化氢等。预防需加强通风，佩戴防护装备。急救重在迅速脱离现场，给予氧疗。

第七章 现场急救中中医药理论与技术运用

中医急救的理论和技术所涉及的内容非常广泛，其范围不仅包括内科急症，还涉及外科、妇科、儿科等各科急症，也包括急性中毒及各种危重病综合征等。其核心在于运用传统中医药理论和方法，结合现代医学的急救技术，从而形成了一套独特的急救体系。

第一节 中医药急救理论概述

急症、急诊与急救在中医急诊学中，三者之间既有紧密的联系也存在着一定的区别。"急症"是急性病症的简称，指突然发作、病情危重、需要立即处理的病症，如高热、心肌梗死、休克等；"急诊"是指医务人员运用四诊（望、闻、问、切）对急症患者进行快速诊断，根据证型确定救治原则与方法的过程；而"急救"就是在"急症""急诊"的基础上，对急症患者进行初步的、临时性的紧急救治和护理的措施。

一、中医急诊的定义与地位

中医急诊是中医学的一个重要分支，是在中医药理论指导下研究临床各科危急重症的诊断、辨证救治、辨证救护的一门临床学科。这门学科不仅是一门新兴的跨学科、跨专业学科，还是中医临床医学中不可或缺的一部分。

中医急诊学是古今重要的临床专业课程之一，是古今推动中医学学术发展的核心动力，也是古今中医学学术发展的重要体现和标志。中医急诊学在中医学中占据着举足轻重的地位，不仅体现了中医药在应对急危重症方面的独特优势，还在不断地吸收和融合西医学的精华，形成了具有中医特色的急诊医学体系，展示了其在现代医学体系中的重要价值。

二、现场急救中运用中医急诊技术的目的

相关专业技术人员通过对中医急诊理论的系统学习，初步掌握识别常见急危重症的能力，并能熟练地运用中医知识及技能对急危重症患者进行现场初步抢救和处理，以提高患者的救治成功率，降低其病死率和致残率，达到急救与自救的目的。

三、中医急诊的历史渊源

中医急诊的发展历史悠久，源远流长，在历代医家的不断努力下逐渐发展并且完

善，其理论基础深厚，实践经验丰富。

（一）中医急诊理论的奠定时期——秦汉

中医学理论体系初步形成于秦汉时期，同时也是中医急诊理论的奠基时期。据文献研究发现，中医学在这时期得到了极大的发展，如《黄帝内经》《神农本草经》的问世。

《黄帝内经》全面总结了秦汉以前的医学成就，标志着中医学由经验医学到理论医学新的突破，是中医学理论体系初步形成的重要标志，也为中医急诊学的理论体系提供了重要的理论支撑，奠定了其发展的理论基础。书中不仅详细论述了人体生理、病理、诊断、治疗等基本理论，还特别强调了急症的处理原则和方法。例如，在《素问·热论》中，就有关于高热、惊厥等急症的辨证论治方法。此外，《黄帝内经》在对危急重症的命名方面进行了规范，均冠以"暴""卒""厥"等用于区别非急症疾病，比如"卒中""薄厥""厥心痛"；其与西医学的脑卒中、脑出血、急性心肌梗死等急症的症状相当吻合。并且初步形成了中医急诊的病机学，《黄帝内经》将其概括为邪正盛衰、阴阳失调、气血津液失调、六气致病等四方面；在治疗上记载了针灸、砭石等方式治疗急症。

在《神农本草经》中收录了365种药物，其中不乏用于急救的药物，如人参、附子等，为后世中医急诊学的药物学理论发展奠定了坚实的基础。

（二）中医急诊理论的形成时期——两汉

两汉时期的医家们在《黄帝内经》的基础上，进一步深化了对急症的认识，使中医急诊理论得到了进一步的发展和完善，并且许多医学著作相继问世，为中医急诊学的理论体系注入了新的活力。

张仲景的《伤寒杂病论》便是这一时期的代表作，它不仅创立了中医学辨证论治的学术思想，还系统地论述了伤寒病的辨证论治；并科学地总结了中医急救理论及经验，其详细记载了多种急症的治疗方法，如高热、惊厥、吐血等。其提出的"六经辨证"理论，就是一种对脏腑、经络、气血津液等相关联的六种不同疾病状态的认识，不仅结束了中医急救理论与临床长期脱节的现象，还为中医急诊学的辨证施治提供了更为精确的指导。

（三）中医急诊理论的渐盛时期——晋唐

中医急诊学的发展在晋唐时期达到了一个新的高度。晋代葛洪所著的《肘后备急方》是我国第一部急诊手册，该书提出了"急救治本，因证而异，针药摩熨，综合治疗"的学术思想，不仅首次创立了口对口人工呼吸抢救自缢患者的抢救手段，还首次记载了蜡疗、烧灼止血、放腹水、小夹板固定等急救技术；此外，还发现了一些药物的特殊功效，如青蒿、常山治疗疟疾，羊肝治疗雀目暴盲等。

隋代巢元方等编著的《诸病源候论》是我国第一部病因病机专著，详细论述了各种疾病的病因和病机，其中急诊病证占四分之一以上，为中医急诊学的病因病机理论提供了丰富的资料。书中对急症的描述更为详尽，如对烧伤、冻伤、中风等急症的病因病机进行了深入探讨，为临床急救提供了理论依据。

唐代孙思邈的《千金要方》和《千金翼方》是唐代医学的集大成之作，其中不仅包含了丰富的医学理论和临床经验，还特别强调了急症的救治。书中收录了大量的急救方剂，至今仍在沿用，如犀角地黄汤、温胆汤等；还详细论述了各种急症的病因、病机和治疗方法，并且首创葱管导尿法治疗尿闭，利用竹筒进行人工呼吸等。

（四）中医急诊理论的昌盛时期——金元

金元时期为中医急诊学发展昌盛时期，涌现了众多医学流派和杰出医家，他们对中医急诊理论和实践作出了巨大的贡献，极大地丰富了其内容。

典型的代表为"金元四大家（刘完素、张从正、李东垣和朱震亨）"，他们各自提出了不同的医学理论，对中医急诊学的发展产生了深远的影响。刘完素主张"火热论"，认为火热是导致多种疾病的重要因素，尤其在急症治疗中强调清热解毒的方法。张从正则主张"攻邪论"，认为急症多由邪气所致，主张通过攻邪来治疗疾病，尤其在急症处理中强调泻下、发汗等方法的应用；李东垣则重视脾胃，认为脾胃为后天之本，强调在急症治疗中要顾护脾胃，以扶正固本。朱震亨提出"滋阴论"，认为阴虚火旺是许多疾病的根本原因，尤其在急症治疗中强调滋阴降火的方法，为治疗阴虚火旺型急症提供了新的思路。

（五）中医急诊理论的再次发展——明清

中医急诊学在明清时期进入了一个更为成熟的阶段。这一时期，医学著作更加丰富，临床经验多有积累，理论体系更加完善。医家们在继承前人经验的基础上，结合自己的临床实践，对中医急诊理论和方法作出了极其重要的贡献。

李时珍所著的《本草纲目》是这一时期的代表作之一。该书收录了大量药物，其中有许多用于急救的药物，如麝香、牛黄等；书中不仅详细记载了这些药物的性味、功效和使用方法，还特别强调了急救药物的配伍和使用禁忌，为中医急诊学的药物应用提供了宝贵的参考。

吴又可所著的《瘟疫论》创新地提出了"疫气学说"，并指出疫气通过口鼻侵袭人体，奠定了温病学派对疾病侵袭途径认识的基础，提出从气、色、神、脉、舌这五个方面辨识瘟疫，所创立的达原饮至今仍被广泛运用。

清代吴谦等编纂的《医宗金鉴》也对中医急诊学的发展作出了重要贡献。该书系统总结了历代医学成就，对急症的辨证论治进行了全面的整理和阐述；还特别强调了急症的辨证要点，提出了许多实用的急救方法和方剂，如治疗中暑的"清暑益气汤"、治疗中毒的"解毒汤"等，至今仍然被广泛应用于临床。

此外，清代王清任所著的《医林改错》提出了许多创新的理论和方法，尤其在治疗急症方面，他强调了气血理论的应用，提出了"活血化瘀"的治疗方法，为治疗各种血瘀型急症提供了新的思路。

温病学派的兴起，也是明清时期中医急诊理论发展的重要标志。温病学派以叶天士、吴鞠通等为代表，他们深入研究了温病的病因、病机、辨证论治和治疗原则，为中医急诊注入了新的活力。

四、现代中医急诊学的现状

随着科技的进步和医学的发展，中医急诊也迎来了新的发展机遇。现代中医急诊学在继承传统理论和方法的基础上，积极吸收西医学的先进技术和理念，形成了具有时代特色的中西医结合急诊医学体系。

（一）诊断、疗效标准规范化

通过制定统一的诊断和疗效标准，现代中医急诊在临床实践中更加规范和科学。例如，国家中医药管理局发布的中风、血证、痛证等诊疗规范为中医急诊的诊断和治疗提供了标准化的参考依据。这些指南不仅涵盖了常见急症的中医诊疗方法，还结合了西医学的检测手段和评价体系，使得中医急诊的诊疗过程更加透明和可重复。

（二）辨证方药序列化

通过长期的临床实践与理论总结，现代医家将各类急症的辨证分型进一步细化，并针对不同证型制定成相应的治疗方剂，并明确药物的剂量、用法及疗程等，形成一套完整的治疗序列是现代中医急诊学在治疗过程中的一大亮点。这种序列化不仅提高了治疗的针对性与效率，还确保了治疗效果的稳定性和可预测性。

（三）抢救手段多样化

古代中医的急症抢救受到当时生活条件、急救手段的限制，未能充分发挥中医药的优势。现代中医急诊融合了现代科技手段，将传统中药汤剂制作成新剂型，如生脉注射液、参附注射液、柴胡注射液等，形成了一套多元化的抢救体系。这不仅提升了中医急诊手段的便利性、可及性，且扩展了其救治范围，也提高了抢救成功率。

（四）急救理论创新化

现代医家在历代医家的基础上对中医急救理论进行不断地创新与发展，形成了更加系统化和科学化的理论体系，如"热毒学说""毒损脑络学说"等新观点。这一创新不仅提高了中医急诊的应急反应能力，也增强了其在临床上的实用价值。

（五）研究方法科学化

研究方法科学化是现代中医急诊手段取得长足进步的重要驱动力，随着循证医学的兴起与普及，中医急诊学的研究模式亦逐步向科学化、国际化迈进。通过设计严谨的临床试验、大数据分析、生物信息学技术等先进手段，为中医药在急症治疗中的科学应用提供了坚实的理论基础。

第二节　常见中医药现场急救技术

现场急救中，中医药专业技术人员常用的急救技术包括药物治疗、点穴治疗、针灸治疗等，可有效起到稳定病情、防止病情恶化、为后续的治疗创造条件的作用。

一、点穴

点穴亦称指针，是指在患者体表适当的穴位或特定的刺激线上进行点、按、压、掐、拍、叩等不同手法的刺激，让"气"和"力"通过经络的作用，使患者体内气血畅通，促使已经发生障碍的功能恢复，从而达到治病的目的。

中医急救点穴的历史可以追溯到古代，与中医的整体发展紧密相连。在古籍中记载了许多关于穴位治疗疾病的理论和方法。其中《黄帝内经》对经络腧穴理论进行了详尽的阐述，指明点按人体特定部位有"按之则血气散，故按之痛止"的作用。东晋医家葛洪在《肘后备急方》中记载："治卒中恶死方：令爪其病患人中，取醒。""治卒腹痛方：令人抓其脐上三寸便愈。"以上点穴方法因其简单有效，至今仍被广泛应用。

中医急救点穴的理论基础主要包括经络学说和穴位理论。经络是人体内运行气血、联系脏腑肢节、沟通上下内外的通道，而穴位则是经络上特定的点，具有特定的治疗作用。通过刺激穴位，可以调节经络气血的运行，从而达到治疗疾病的目的。随着现代医学的发展，中医急救点穴也得到了更广泛的应用和认可。在急救现场，中医急救点穴可以作为一种快速有效的急救手段，为患者争取宝贵的抢救时间。同时，中医急救点穴还可以与其他急救方法相结合，提高急救的成功率。

1. 现场急救点穴常用穴位及其操作　在此简述水沟穴、合谷穴、太阳穴、至阳穴、内关穴、劳宫穴、少商穴、天枢穴、足三里穴、阳陵泉穴、脚后跟穴的操作。

（1）水沟穴　①取穴：鼻唇沟的上 1/3 与下 2/3 交界处。②急救主治：昏迷、晕厥、中风、中暑等危急重症。③操作手法：将大拇指指尖压在穴位上，一紧一松的按压，力度要贯穿指端，节律均匀。

（2）太阳穴　①取穴：在头部，眉梢与外眼角中间向后一寸的凹陷处。②急救主治：急性头痛。③操作手法：头痛发作时，患者用双手食指分别按压头部双侧太阳穴压至有胀痛感并按顺时针方向旋转约 1 分钟，头痛便可减轻。

（3）至阳穴　①取穴：在背部，当后正中线上，第七胸椎棘突下凹陷中。②急救主治：心绞痛。③操作手法：按压 3～6 分钟，心绞痛即可得到有效缓解。

（4）内关穴　①取穴：位于前臂掌侧，当曲泽与大陵的连线上，腕横纹上 2 寸，掌长肌腱与桡侧腕屈肌腱之间。②急救主治：心绞痛、呕吐。③操作手法：可以一手拇指掐住另一手的内关穴，力度以出现酸麻胀痛感为宜。

（5）合谷穴　①取穴：在手背第一、二掌骨之间，第二掌骨桡侧缘中间凹陷处。②急救主治：晕厥。③操作手法：用拇指掐捏患者的合谷穴，持续按揉 2～3 分钟。

（6）劳宫穴　①取穴：在手掌心，当第二、三掌骨之间，偏于第三掌骨，握拳屈指时中指尖处。②急救主治：血压骤升。③操作手法：用拇指指腹上下按压另一手的劳宫穴，以穴位产生局部酸胀痛感为宜，左右交替，反复操作可降血压。

（7）天枢穴　①取穴：位于腹部，横平脐中，前正中线旁开2寸。②急救主治：便秘。③操作手法：把手掌置于穴位上，顺时针方向揉动，令腹内有热感为宜。如大便数日未解、腹胀明显，可稍微加大揉按力度。

（8）足三里穴　①取穴：足三里穴在外膝眼下3寸，距胫骨前嵴1横指，当胫骨前肌上。②急救主治：胃痛。③操作手法：把大拇指压在穴位上，以打圈的手法揉按，或者一松一紧进行按压，或以圆珠笔尖按压，待有酸麻胀感后坚持3～5分钟，胃痛便可明显减轻。

（9）阳陵泉穴　①取穴：在小腿外侧，当腓骨头前下方凹陷处。②急救主治：胆绞痛。③操作手法：用两手大拇指分别按压两小腿的阳陵泉穴，持续揉按两分钟，即可获得良好的止痛效果。

（10）三阴交穴　①取穴：位于小腿内侧，内踝尖上3寸，胫骨内侧缘后方。②急救主治：肾绞痛。③操作手法：用大拇指揉按三阴交穴，反复按摩3～5分钟，肾绞痛便可得到缓解。

（11）脚后跟穴　①取穴：位于脚踝和脚跟之间的凹陷处。②急救主治：流鼻血。③操作手法：用拇指指腹按在穴位上，一松一紧进行按压，至症状缓解即可。

2. 急救点穴操作注意事项　点穴操作必须由专业技术人员进行，并注意以下事项：①准确性：确保按压的穴位准确无误，以达到最佳的治疗效果。②力度：点穴力度要适中，既要达到刺激穴位的效果，又要避免用力过猛造成损伤。③时间：急救时点穴时间应根据患者病情而定，一般建议持续按压或点按至患者症状缓解或专业医护人员到场。④配合：中医点穴急救应与其他急救措施相结合，如患者症状严重或持续不缓解，应及时拨打急救电话并送往医院救治。

二、方药

中医方药最大的优势并非在慢性病，而在于对急症、重症的诊断和治疗，临床工作中，看似越急越重的病，中医在认证准确、用药精当的前提下，起效也会越迅速。

（一）中医急救方药概述

中医方药在急救中的应用历史悠久，如《肘后备急方》作为中国第一部临床急救手册，其记载的各种急性病症的治疗方法，至今仍具有指导意义。现代中医在传承经典的基础上，不断创新发展，形成了涵盖中药内服、外用、针灸、推拿等多种治疗手段的综合急救体系。这些手段在心脑血管疾病、创伤急救、中毒救治等方面均展现出显著疗效，有效提升了急救成功率与患者预后质量。

中医方药在急救中的作用机制复杂而精妙，主要通过调节人体气血、阴阳平衡，激发机体自身修复能力来实现。例如，针对急性心肌梗死的治疗，中医采用活血化瘀、复阳通脉的方剂，能够迅速改善心肌供血，减轻心肌损伤；在创伤急救中，中药外用制剂如止血散、生肌膏等，则能迅速止血、促进伤口愈合，减少感染风险。中医还强调治未病思想，即在急救过程中注重预防并发症的发生，提高患者整体健康水平。

在药物急救上，一些中医有志之士为中医急症事业的发展耗费了大量的心血，取得了一些重大成果。生脉针、清开灵、醒脑静、血塞通、复方丹参滴丸、速效救心丸、瓜霜退热灵等，都已成为抢救急重患者的常用药物。

（二）常用急救方

1. 开窍剂

（1）安宫牛黄丸 ①功效：清热解毒、开窍醒神。②主治：邪热内陷心包证，亦治中风昏迷，小儿惊厥属邪热内闭者。③临床应用：中风昏迷及脑炎、脑膜炎、中毒性脑病、脑出血、败血症见上述证候者。④药物组成：牛黄 30g，郁金 30g，犀角（水牛角代）30g，黄连 30g，朱砂 30g，梅片 7.5g，麝香 7.5g，珍珠 15g，山栀 30g，雄黄 30g，黄芩 30g。⑤用法：上为极细末，炼老蜜为丸，每丸 3g，口服，一次 1 丸。小儿 3 岁以内，一次 1/4 丸；4～6 岁，一次 1/2 丸。一日 1～3 次。昏迷不能口服者，可鼻饲给药。

（2）紫雪丹 ①功效：清热解毒、镇痉息风。②主治：温热病，热闭心包及热盛动风证。③临床应用：乙型脑炎、流行性脑脊髓膜炎的发病后期，重症肺炎，化脓性感染败血症，小儿麻疹毒陷营血，斑疹伤寒，猩红热等有上述症状者。④药物组成：黄金 3000g，寒水石 1500g，石膏 1500g，磁石 1500g，滑石 1500g，玄参 500g，羚羊角屑（代）150g，犀角屑（水牛角代）150g，升麻 250g，沉香 150g，丁子香 30g，青木香 150g，甘草炙 240g。⑤用法：口服，一次 1.5～3g，一日 2 次。周岁小儿一次 0.3g，每增 1 岁，递增 0.3g，每日 1 次；五岁以上小儿遵医嘱，酌情服用。

（3）至宝丹 ①功效：化浊开窍、清热解毒。②主治：痰热内闭心包证，亦治中风、中暑、小儿惊厥属于痰热内闭者。③临床应用：临床常用于治疗急性脑血管病、脑震荡、流行性乙型脑炎、流行性脑脊髓膜炎、肝性昏迷、冠心病心绞痛、尿毒症、中暑、癫痫等证属痰热内闭者。④药物组成：生乌犀（水牛角代）、生玳瑁、琥珀、朱砂、雄黄各 30g，牛黄、龙脑、麝香各 0.3g，安息香 30g，金箔、银箔各 50 片。⑤用法：研末为丸，每丸重 3g，每服 1 丸，一日 1 次，小儿酌减。

（4）苏合香丸 ①功效：芳香开窍、行气止痛。②主治：寒闭证，心腹卒痛，甚则昏厥，属寒凝气质者。③临床应用：用于痰迷心窍所致的痰厥昏迷、中风偏瘫、肢体不利，以及中暑、心胃气痛。④药物组成：吃力伽、光明砂（研）、麝香、诃黎勒皮、香附、沉香、青木香、丁香、安息香、白檀香、荜茇、犀角（水牛角代）各 30g，熏陆香、苏合香、龙脑香各 15g。⑤用法：口服，每次 1 丸，小儿酌减，一日 1～3 次，温开水送服。昏迷不能口服者，可鼻饲给药。

2. 回阳救逆方

（1）四逆汤 ①功效：温中祛寒、回阳救逆。②主治：阳虚欲脱，冷汗自出，四肢厥逆，下利清谷，脉微欲绝者。③临床应用：休克、腹泻、阳虚发热、血栓闭塞性脉管炎、手足寒厥证、毒血证和食管痉挛性狭窄等。④药物组成：炙甘草 6g，干姜 6g，生附子 15g。⑤用法：水煎服。

（2）独参汤　①功效：大补元气、回阳固脱。②主治：诸般失血与疮疡溃后，气血俱虚，面色苍白，恶寒发热，手足清冷，自汗或出冷汗，脉微细欲绝者。③临床应用：产后出血、心肌梗死、新生儿呼吸窘迫综合征等。④药物组成：人参 30g，红糖 30g，红枣 6g。⑤用法：水煎服。

（3）回阳救急汤　①功效：回阳固脱、益气生脉。②主治：寒邪直中三阴，真阳衰微证。四肢厥冷，神衰欲寐，恶寒蜷卧，吐泻腹痛，口不渴，甚则身寒战栗，或指甲口唇青紫，或吐涎沫，舌淡苔白，脉沉微，甚或无脉者。③临床应用：急性胃肠炎吐泻过多、休克、心力衰竭等属亡阳欲脱者。④药物组成：熟附子 9g，干姜 6g，人参 6g，炙甘草 6g，炒白术 9g，肉桂 3g，陈皮 6g，五味子 3g，茯苓 9g，制半夏 9g。⑤用法：水煎服，麝香冲服。

（4）参附汤　①功效：益气、回阳、固脱。②主治：元气大亏，阳气暴脱证。手足逆冷，头晕喘促，冷汗淋漓，面色苍白，脉微欲绝者。③临床应用：现用于心力衰竭见有上述症状者。④药物组成：人参 12g，炮附子 9g。⑤用法：水煎服，阳气脱陷者，倍用之。

3. 理血剂

（1）速效救心丸　①功效：行气活血、祛瘀止痛。②主治：气滞血瘀型冠心病，心绞痛。③临床应用：增加冠脉血流量，缓解心绞痛。④药物组成：川芎、冰片。⑤用法：含服，一次 4～6 粒，一日 3 次；急性发作时，一次 10～15 粒。

（2）麝香保心丸　①功效：芳香温通，益气强心。②主治：气滞血瘀所致的胸痹，症见心前区疼痛、固定不移。③临床应用：心肌缺血所致的心绞痛、心肌梗死见上述证候者。④药物组成：人工麝香、人参提取物、人工牛黄、肉桂、苏合香、蟾酥、冰片等。⑤用法：口服。一次 1～2 丸，一日 3 次；或症状发作时服用。

4. 泻下剂

（1）大黄牡丹汤　①功效：泄热破结，散结消肿。②主治：肠痈初起，湿热瘀滞证。证见右下腹肿痞，疼痛拒按，按之痛如淋，小便自调，时时发热，自汗恶寒，或右足屈而不伸，苔黄腻，脉滑数。③临床应用：急性单纯性阑尾炎、肠梗阻、急性胆道感染、胆道蛔虫、胰腺炎、急性盆腔炎等湿热瘀结证。④药物组成：大黄 12g，牡丹皮 3g，桃仁 9g，瓜子 30g，芒硝 6g。⑤用法：水煎，芒硝溶服。

（2）大承气汤　①功效：峻下热结。②主治：a. 阳明腑实证；b. 热结旁流证；c. 里热实证之热厥、痉病或发狂等。③临床应用：急性单纯性肠梗阻、急性胆囊炎、呼吸窘迫综合征、挤压综合征、急性阑尾炎等。④药物组成：大黄 12g，厚朴 24g，枳实 12g，芒硝 9g。⑤用法：水煎服。先煎枳实、厚朴，后下大黄，溶服芒硝。

5. 补益剂

生脉散　①功效：益气生津，敛阴止汗。②主治：温热、暑热、耗气伤阴证。汗多神疲，体倦乏力，气短懒言，咽干口渴，舌干红少苔，脉虚数者；久咳伤肺，气阴两虚证。干咳少痰，短气自汗，口干舌燥，脉虚数者。③临床应用：肺结核、慢性支气管炎、神经衰弱所致的咳嗽。④药物组成：麦冬 9g，五味子 6g，人参 9g。⑤用法：水煎服。

三、中医解毒

中毒的中医急救解毒常用催吐法、导泻法、利尿法三种方法。急性中毒现场救治的原则和关键点见第六章第一节内容。催吐法、导泻法、利尿法的目的是通过不同途径加速毒物从体内排出，减少毒物在体内的吸收，保护机体。在中医解毒的实践中，除了上述的物理性排毒手段外，还强调及早运用具有针对性解毒功效的中草药或方剂。

（一）催吐法

催吐法作为中医解毒的重要手段之一，最早出自《素问·阴阳应象大论》中"其高者，因而越之"，是指使用具有催吐作用的药物，将壅滞于胸膈、胃脘处的痰涎、宿食或毒物等吐出的治疗方法。

1. 适应证　催吐法适用于食入有毒食物或服用药物四小时以内的患者，这时毒物的大部分或部分尚未进入肠道和未被完全吸收，症见神清、胃脘疼痛、欲吐而吐不出者，应立即施用本法。

2. 常用催吐方

（1）三圣散　①药物组成：藜芦 1g，防风 10g，瓜蒂 10g 或胆矾 6g。②用法：以水两碗煮取 1 碗半，去渣顿服；或用 6g 白矾研末开水冲服或用盐汤探吐，每碗开水放盐两汤匙，服两碗。

（2）催吐解毒汤　①药物组成：甘草、瓜蒂、玄参、地榆。②用法：水煎顿服，探吐。

（3）瓜蒂散　①药物组成：瓜蒂、赤小豆。②用法：上两味药物等分为末，每用 1.5～3g，以香豉 3g，再煎汤送服。

（4）生鸡蛋　取 10～20 个生鸡蛋，取其蛋清加明矾，搅匀，口服或管喂，吐后再灌。

3. 注意事项　①时机适宜：适用于患者神志清醒、中毒时间不长且毒物仍在胃内的情况。若患者昏迷，或中毒时间过长，毒物已进入肠道并被吸收，则不宜采用催吐法，以免加重病情或引发其他并发症。②温和催吐：避免使用粗暴的手段催吐，避免损伤食管、口腔或引起窒息。③观察反应：在催吐过程中，需密切观察患者的反应，注意呕吐物的颜色、量及性质，以判断毒物是否排出及中毒的程度。若患者呕吐剧烈或出现血性呕吐物，应立即停止催吐并寻求专业医疗救助。

（二）导泻法

导泻法是中医解毒的另一种重要的手段，出自《黄帝内经》中"其下者，引而竭之"，是指通过药物将经口进入肠道的毒物迅速排出，避免和减少在肠内吸收的方法。

1. 适应证　适用于食入有毒物质后超过 8 小时的患者，此时毒物已部分或全部进入肠道，但尚未被完全吸收；或者服毒时间虽短但催吐和洗胃不彻底的患者，可考虑使用本法。

2. 常用导泻方

（1）三物备急丸　①药物组成：大黄、巴豆、干姜各 30g。②用法：上述三味药物研细末，炼蜜为丸，每服 1～1.5g，温开水送下。用于中毒而属寒积冷结、体质壮实者。

（2）大承气汤　①药物组成：大黄 12g，炙厚朴 15g，炙枳实 15g，芒硝 9g。②用法：水煎服。可泻下各种中药中毒，用于痞满燥实证且偏于热者。

（3）疏凿饮子　①药物组成：羌活、秦艽、商陆、槟榔、大腹皮、茯苓皮、生姜皮、椒目、木通、泽泻、赤小豆。②用法：上述药物各等份，水煎服，并饮多量水，使毒素自二便而出。

3. 注意事项　①注意个体差异性：应根据患者体质和病情的轻重，选择合适的导泻药物及剂量，避免过度泻下导致患者出现脱水或电解质紊乱。②注意保护肠道：在泻下的过程中，应该随时注意观察患者的大便情况，避免因泻下过度而损伤肠道黏膜。③避免并发症：对于有心脏病、高血压、孕妇等特殊人群，应慎用或禁用泻下药物，以免引起其他的并发症。

（三）利尿法

利尿法是指通过使用具有利尿作用的药物，增加尿量，使毒物从尿液排出的方法。

1. 适应证　利尿法适用于中毒时间较长，毒物已部分吸收进入血液，但尚未对重要器官造成严重损害的患者。出现头晕乏力，呼吸困难，或狂躁，或神昏，或抽搐，或尿闭等症状，可考虑使用本方法。

2. 常用利尿方　①车前草、白茅根、益母草各 30g，水煎服。②绿豆、白糖，适量煎汤服。③五苓散（中成药）18g，水调口服。④六一散（中成药）30g，水调服。

3. 注意事项　①保持水电解质平衡：在增加尿量的同时，注意观察患者的症状，防止因利尿导致的电解质紊乱。②避免过度利尿：过度的利尿可能会导致脱水和（或）电解质紊乱，应根据患者尿量和病情调整药物剂量。③注意保护肾功能：对于有肾功能不全的患者，应慎用或禁用利尿药物，以免加重肾脏的负担。

（四）解毒方

除上述三种方法，中医解毒方剂在临床应用中亦具有独特的解毒作用。

1. 常用解毒方

（1）甘草　30～150g。水煎服，用于解百毒。适用于各种食物及药物中毒。

（2）紫苏梗　150g。煎服，用于解鱼、蟹、虾等水生性蛋白等所致的中毒。

（3）绿豆　100～200g。水煎服，用于一些吃炒黄花菜、炒豆角（尤其是扁豆角）等引起的中毒反应。

（4）兴国解毒药　①药物组成：鸡血藤、三七、青木香、茜草、香附、冰片、小叶凤尾草。②用法：水煎服。用于乌头、苍耳子、白茅根、马前子、野毒蕈、氰化物、亚硝酸盐及有机磷杀虫药中毒。

（5）解毒验方　来自《圣济总录》。①药物组成：甘草二两，黄芪二两，大豆一升。②用法：水煎去渣，细细饮之，未效更服，治百药中毒。

（6）解毒验方　来自《本草纲目》。①药物组成：甘草、黍米粉、白蜜、白粥。②用法：甘草三两，水五升，煮取二升去滓，入黍米粉一两，白蜜三两同煎，以白粥食之，可解一切药毒。

（7）解毒丸　来自《三因方》。①药物组成：板蓝根120g，贯众、青黛、甘草各30g。②用法：上述药物共研为末，以蜂蜜和入杵烂，制成药丸如桐子大，另以青黛研粉为衣，每日服15～20粒，嚼烂服下。

2. 使用注意事项

（1）辨证施治　在使用上述解毒方时，应根据患者中毒的具体情况，选择最合适的方剂。不同的毒物和中毒症状，需要不同的解毒方法。

（2）注意药物相互作用　在使用多种药物进行解毒时，应注意药物之间的相互作用，避免产生不良反应或降低解毒效果。

（3）严格剂量控制　解毒方中的药物剂量应根据患者的具体情况严格控制，避免过量或不足，以免影响疗效或引起其他不良反应。

（4）观察疗效与反应　在使用解毒方的过程中，还需要密切观察患者的症状变化和药物反应，及时调整用药方案。

（5）遵循医嘱　患者在使用解毒方时，应在医务人员的指导下使用，不可随意更改药物种类和剂量，以免影响治疗效果。

四、针灸、理筋、热熨法、取嚏法

（一）针灸

针灸是一种传统的中医治疗方法，针灸不仅可以用于日常保健、普通疾病的治疗，还可用于晕厥、休克等急救复苏，包括针法和灸法两种形式。针法是用三棱针、圆针等针刺出血，或以毫针重刺激对昏迷晕厥患者进行急救，达到复苏的目的；而灸法是以艾条或艾柱在穴位上燃烧，以其温热透过皮肤刺激神经血管等而达到强心兴奋的作用。

针灸常用的急救穴位有人中、合谷、内关、公孙、足三里、神阙、太冲、风池、定喘、十宣、百会等，急救主治晕厥、休克、抽搐、胃痛、腹痛、胆绞痛、头痛等。

1. 针法　常用的急救针法有毫针疗法、刺络疗法、火针疗法、耳针等。

（1）毫针疗法　毫针疗法是指应用特制的针具，刺激肌体穴位以防治疾病的方法。一般是指用毫针刺激经穴、奇穴等治疗疾病，包括普通体针针刺、平衡针刺、腹针等不同针刺疗法。

1）操作流程：①消毒：针刺前在局部皮肤用2%碘酒棉球消毒，再用75%乙醇棉球脱碘，或者直接用碘伏进行消毒。②持针、进针方法：主要有指切进针、夹持进针、舒张进针和提捏进针等方法。在进行操作时，一般应双手协同操作，右手为"刺手"，用拇、示、中三指夹持针柄，左手为"押手"，左手指尖按在穴位旁辅助进针。③针刺角度与深度：肌肉丰满部位宜深刺直刺（针身与皮肤呈90°左右）；肌肉较薄或胸腹近内脏等部位宜斜刺（针身与皮肤呈45°左右）；头面部等皮薄肉少的部位宜平刺（针身与皮肤呈15°左右）。④行针方法：进针至一定深度后，使用提插、捻转或刮柄、弹柄、摇柄、震颤针身等方法，使患者有酸、麻、胀、重或触电样感觉，称"得气"。得气后根据病情选择强弱程度不同的刺激方法。⑤留针与出针：留针时间依病情而定，一般留针20～30分钟，其间每10分钟行针一次，对意识不清的患者，可反复行针直到促醒。出针时一般以左手持消毒干棉球或棉签按压针刺穴位周围皮肤，右手沿进针方向将针缓慢提至皮下后将针拔出，用消毒干棉球按压针孔片刻以防出血。出针后医者应观察患者有无晕针等不适，检查针数以防遗漏伤及患者。

2）适应证与禁忌证：①适应证：适用范围广泛，对高热神昏、惊厥、昏迷、中风、痛证、痉证等内科急症常有急救之功。②禁忌证：孕妇腰腹及骶部、皮肤感染、自发性出血、肿瘤、溃疡、瘢痕等部位均禁针。

（2）刺络疗法　是指用三棱针或皮肤针或小眉刀等针具刺破浅表小静脉放出少量血液以治疗疾病的方法。《素问·针解》记载："菀陈则除之者，出恶血也。"通过刺络放血，使邪随血出，瘀血得化，经脉疏通，从而达到急救的目的。

1）操作方法：针刺方法可分为点刺法、散刺法和刺络法三种。①点刺法：点刺前，可在被刺部位或其周围用推、揉、挤、捋的方法，使局部充血；点刺时，用左手拇、示、中指夹紧固定被刺部位，右手持针，用拇、示指夹紧针柄对准已消毒部位快速刺入3～5mm的深度并迅速出针；点刺后可放出适量血液或黏液，也可辅助以推挤等方法增加出血量或出液量，然后用无菌干棉球或棉签按压针孔止血。②散刺法：是指用三棱针在病变局部及周围或体表病灶反应点进行连续点刺出血以治疗疾病的方法。常规消毒后根据病变部位的不同点刺10～20针，由病变外缘环形向中心点刺，刺时速度要快、要浅，待点刺点溢血后，用无菌干棉球或棉签按压针孔止血。散刺法多配合拔罐使用，组成刺络拔罐法。③刺络法：也称放血疗法。用止血带或橡胶管结扎针刺部位上端，常规消毒后，在选定的针刺部位的静脉上使用特制的针具刺入脉中2～3mm，刺破后迅速退针，然后用真空罐或手动挤压的方式促使血液流出，出血停止后用消毒干棉球或棉签按压针孔止血。

2）适应证与禁忌证：①适应证：适用于治疗各种实证、热证、痛证、瘀血和经络瘀阻等病证。②禁忌证：高热抽搐、凝血功能障碍、局部皮肤溃疡或感染、局部恶性肿瘤、晕针晕血者、孕妇、习惯性流产者、严重心肝肾功能不全者等禁针。

（3）火针疗法　火针疗法古称"焠刺""烧针"等，是将针在火上烧红后，快速刺入人体，以治疗疾病的方法。《千金要方》有"风眩之病……困急时但度灸穴，便火针针之，无不瘥者"。

1）操作流程：①选穴与消毒：火针选穴与毫针选穴的基本规律相同，根据病症不同而辨证取穴。选定穴位后要采取适当体位以防止患者改变姿势而影响取穴的准确性。

选定穴位后进行严密消毒，消毒方法宜先用碘酒消毒，后用酒精棉球脱碘，以防感染。②烧针：烧针是使用火针的关键步骤，较为方便的方法是用酒精灯烧针，但也有不足，有人采用打火机和一次性 5mL 注射器（戴针头）。《针灸大成·火针》曰："灯上烧，令通红，用方有功。若不红，不能去病，反损于人。"因此，在使用前必须把针烧红，才能作用。③针刺与深度：针刺时，用烧红的针具，迅速刺入选定的穴位内，即迅速出针。关于针刺深度，《针灸大成·火针》曰：刺针"切忌太深，恐伤经络，太浅不能去病，惟消息取中耳。"火针针刺的深度要根据病情、体质、年龄和针刺部位的肌肉厚薄、血管深浅而定。

2）适应证：慢性劳损疼痛如颈椎病、肩袖损伤、腰肌劳损等，痛风性关节炎，中风后痉挛偏瘫，带状疱疹及其后遗神经痛，其他皮肤类疾患如痤疮、慢性湿疹等。

3）操作注意事项：①面部慎用火针：《针灸大成·火针》提及"人身诸处，皆可行火针，惟面上忌之"，因火针刺后，有可能遗留有小瘢痕，因此除治疗面部小块白癜风、痣和扁平疣外，一般面部不用火针。②精神过于紧张、饥饿、劳累的患者，以及大醉之人都应禁用火针，以防止出现晕针等不适症状，从而给患者造成不必要的痛苦；只有待不适症状缓解后才可再行治疗。③在行火针治疗时，应问清患者的既往史，如患有糖尿病的人，应禁用火针，因其针孔不易愈合，容易造成感染。④人体的有些部位，如大血管、内脏及主要器官处，应禁用火针。⑤在火针治疗期间应忌房事，忌食生冷食物。⑥火针治疗当天禁止沐浴，以防针孔感染。

（4）耳针　是指用针刺或其他方法刺激耳部反应点以治疗疾病的方法。可用于治疗各种急性疼痛、腮腺炎、支气管哮喘等 200 余种病症。人体的内脏或躯体发病时，往往在耳郭的相应部位出现压痛敏感、皮肤电特异性改变和变形、变色等反应，可以参考这些现象来诊断疾病，并通过刺激这些部位防治疾病。

耳针的刺激方法较多，临床中常用的方法包括毫针法、电针法、埋针法、压丸法、穴位注射法。其中压丸法，也叫耳穴压豆治疗，因无创伤、快捷、方便，是临床中最为常见的方法。

1）压丸法操作流程：①取穴：一手持住患者耳轮后上方，暴露疾病在耳郭的相应部位，另一手用探棒轻巧缓慢、用力均匀地按压，寻找耳穴压痛点，压痛最明显处即为耳针治疗点。②消毒：核对穴位后，对患者耳朵局部皮肤及医者双手进行常规消毒。③贴敷：取王不留行籽胶布贴，用镊子夹住贴敷在自选的耳穴上，贴紧后稍加按压，局部有酸麻胀痛或发热感即可。自行按压 3～5 次，每次每穴按压 30～60 下，3～7日更换一次，双耳交替。

2）压丸法适应证与禁忌证：①适应证：疼痛性疾病如头痛、神经性疼痛等；炎性疾病如牙周炎、咽喉炎、扁桃体炎等；功能紊乱性疾病如眩晕、高血压神经症等；变态反应性疾病如荨麻疹、哮喘、鼻炎、紫癜等；内分泌代谢紊乱性疾病如甲状腺功能亢进或甲状腺功能减退、糖尿病、肥胖症等；其他如催产催乳、美容、戒烟、戒毒、延缓衰老、防病保健等。②禁忌证：外耳湿疹、溃疡、冻疮溃破，严重器质性疾病如高度贫血、心脏病等；妇女怀孕期间须慎用，有习惯性流产史的孕妇当禁用。

2. 灸法　是以艾绒为主要材料制成艾炷或艾条，点燃后熏熨或温灼体表穴位，给人体以温热刺激的一种治疗方法。《灵枢·官能》曰："针所不为，灸之所宜。"说明灸法可以弥补针刺的不足，在中医急救中占有重要地位。

灸法分为艾柱灸、艾条灸、温针灸和温灸器灸。其中艾柱灸包括直接灸和间接灸，直接灸可分为瘢痕灸和非瘢痕灸，间接灸有隔姜灸、隔蒜灸、隔附子饼灸等；艾条灸则包括悬起灸和实按灸，悬起灸包括温和灸、雀啄灸，实按灸包括太乙针灸和雷火针灸。

1）操作流程：①温和灸：施灸时，将艾条的一端点燃，对准应灸的腧穴或患处，距离皮肤 2～3cm 进行熏灸，使患者局部有温热感而无灼痛为宜，一般每处灸 10～15 分钟，至皮肤红晕为度。如果遇到局部知觉减退者或小儿等，医者可将中、示两指分开，置于施灸部位两侧，这样可通过医者手指的感觉来测知患者局部的受热程度，以便随时调节施灸的距离以防止烫伤。②雀啄灸：施灸时，艾条点燃的一端与施灸部位的皮肤并不固定在一定的距离，而是像鸟雀啄食一样，一上一下地移动施灸，由上而下移动速度较慢，接近皮肤适当距离时短暂停留，在患者感觉灼痛之前迅速提起，如此反复操作。一般每穴 5～10 分钟，至皮肤红晕为度。此法热感较强，注意防止烫伤。

2）适应证与禁忌证：①适应证：风寒湿痹、痿软无力、半身不遂、口眼㖞斜、哮喘等虚证、寒证。②禁忌证：中风闭证、中暑高热、咯血吐血等出血性疾病、孕妇的腹部和腰骶部等忌用艾灸技术。

总之，针灸对某些急症确实有极好的疗效，但并非万能，应根据情况及时采用综合治疗，并在专业人员操作下才能充分发挥针灸在急救中的作用。

（二）理筋

理筋是指理顺经络的一种手法。操作时一般先用按、推、摩、揉、擦等手法镇痛解痉、散瘀活血、疏松肌肉；继用屈伸、旋转、牵抖、摇晃等手法调和营卫、理顺经络、分离粘连；最后运用叩击、揉搓、运展等手法调和气血筋脉。

1. 手法分类　可分为按摩法、推拿法、揉法、滚法、叩击、牵抖法、扳动法等。

2. 治疗作用和原理

（1）舒筋活络、消肿止痛　手法可以促进局部血液和淋巴的循环，加速局部瘀血的吸收，改善局部组织代谢，理顺筋络，并可以提高局部组织的痛阈，使气血通畅，从而起到舒筋活络，"通则不痛"的消肿止痛作用。

（2）整复错位、调正骨缝　手法可以使损伤的软组织纤维抚顺理直，错缝的关节和筋回纳到正常位置，关节的功能活动正常，疼痛缓解或消失。

（3）解除痉挛、放松肌肉　手法可以直接作用于痉挛的软组织，使之放松，从而打破和终止疼痛与肌肉、筋脉痉挛的恶性循环，消除肌肉的紧张痉挛。

（4）修复筋伤、松解粘连　通过舒筋手法，即运用手法直接作用于损伤部位，加强损伤组织的血液循环，促进新陈代谢，促进损伤或者变性组织的修复；通过被动运动手法，对关节因粘连而僵硬者，起到松解粘连、滑利关节的作用。

3. 适应证与禁忌证　①适应证：理筋具有功效活血化瘀、消肿止痛、舒筋活络、滑利关节、理筋顺络、整复错位、温经散寒等功效作用，可用于治疗各类筋伤。②禁忌证：恶性肿瘤患者，骨强度明显降低者，骨、关节化脓性感染、结核等感染性疾患，严重的软组织感染者，内伤属脏腑损伤者，凝血机制障碍或血管脆性增加者。

4. 注意事项 使用理筋手法时一定要在辨证诊断明确的基础上，确认无理筋手法的慎用证和禁忌证时方可使用。年老体弱、伴有严重器质性疾病者，急性筋伤伴较大血肿或开放损伤出血者，孕妇，伴有骨折、脱位的急性筋伤等均需慎用。

（三）热熨法

热熨法是指采用药物和适当的辅料经过加热处理后敷于患部或腧穴的一种治疗方法，是中医独特、有效的外治法之一。热熨法可借助温热之力，将药性由表达里，通过皮毛腠理，循经运行，内达脏腑，疏通经络，温中散寒，畅通气机，镇痛消肿，调整脏腑阴阳，从而达到治病的目的。

1. 常用方 小茴香、川椒、葱、姜、盐，用小茴香、川椒及葱姜捣合一处，加盐炒热，放脐部熨之；或于脐孔中放少许麝香。能回阳救逆，主治阳衰厥逆证。

2. 分类 常用热熨方法可分为铁屑加醋热熨法、坎离砂热熨法、葱熨法、麸熨法、蚕砂熨法、砖熨法、瓶熨法、盐熨法、电熨法。

3. 适应证 厥脱、急性阑尾炎、胃脘痛、胃下垂、腹痛、鼓胀、呃逆等。

4. 注意事项 热熨时，尤其要防止局部烫伤。开始时熨器热度过高，应采用起伏放置式熨烙，或者加厚垫布。热熨后，患者可在室内散步，但暂时不得外出，要注意避风，防止着凉。

（四）取嚏法

取嚏法是指通过给患者鼻腔以刺激，使之连续不断地打喷嚏，从而达到祛除病邪治疗疾病的一种治疗方法。首见于《黄帝内经》"哕，以草刺鼻，嚏，嚏而已"。《肘后备急方》有无药物的葱黄心刺鼻法，也有采用中药的吹鼻法、滴鼻法、灌鼻法、塞鼻法等记载。取嚏法理论和实践在唐宋时期都取得了较大进展，《千金要方》《千金翼方》《外台秘要》《太平惠民方》《圣济总录》等著作中采录取嚏的方药十分丰富。明清时期，取嚏法运用达到鼎盛时期，明代《普济方》一书不但囊括了前人取嚏的资料，也大量收集了当时流行的取嚏验方，为现代研究取嚏法的机制和开发取嚏法的方药奠定了扎实的基础。

1. 常用药 皂荚、藜芦、瓜蒂、半夏、细辛、鹅不食草、麝香、蟾酥、醋、荜茇、冰片、高良姜、川芎、白芷、薄荷等。

2. 操作方法

（1）探鼻法 以动物羽毛、纸捻、草茎等物体伸入鼻腔直接刺激鼻黏膜，或蘸取药散点触鼻黏膜而引发喷嚏。

（2）滴鼻法 把药物制成液体制剂滴入鼻腔法。

（3）灌鼻法 将药液在短时间内连续注入鼻腔法。

（4）吹鼻法　由他人将药末吹入患者鼻腔的方法。

（5）畜鼻法　又称"搐鼻法"，患者将药末自行吸入鼻腔的方法。

（6）塞鼻法　将固体药物制成一定形状，或液体药物棉蘸后塞入鼻腔的方法。

3. 适应证与禁忌证　①适应证：中风、中暑、喉痹、头痛、真心痛、癃闭、难产、痛经、产后血晕、小儿惊风、脐风、闪腰、鼻腔异物、骨鲠等。②禁忌证：卒中、痰厥等急证属脱证者禁用，高血压、脑出血、脑外伤等所致昏厥者不宜用，体虚及孕妇者慎用。

4. 注意事项　①避免咳呛：吹鼻法和畜鼻法在使用药末给药时，吹吸不可过猛，否则易致咳呛不已。②虚证慎用：取嚏法的作用机制在于鼓动阳气、宣通郁滞，协助机体驱邪外出，若血压过高者，要警惕出血；又胎元不固者，须谨防胎漏。③嚏后调治：取嚏法是中医急病的常用救治法，取嚏多是治其标，危急解除后，尚须治其本，才可杜绝病根。

第三节　盱江医学与急救

盱江流域地灵人杰，盱江医学源远流长、名医辈出、著作如林，在中国医学史上占有重要地位，盱江诸多医家都对急症有较深入研究，其中龚廷贤对于危急重症的钻研最为深入。

一、盱江医学概述

《中国古今地名大辞典》载：盱江古称盱水，亦名抚河。出江西广昌之血木岭，东北流经广昌、南丰二县东，至南城县东北会黎水，折西北流至临川县东南为汝水，至县西北临水，合宜黄水、西宁水来会，又西北流至进贤县西、南昌县东南，下流分数派，西入赣江，北入鄱阳湖。据此将这一地带的医学群体，命之曰"盱江医学"。

盱江医学古往今来形成了一枝独秀的地方医学群体，主要涉及广昌、南丰、南城、黎川、资溪、金溪、乐安、宜黄、崇仁、抚州、东乡、丰城、清江、进贤、南昌、新建16县。

二、盱江医学对于急危重症的应用

（一）中暑

中暑发于夏令酷暑季节，常在烈日高温下突然发病，是以汗出不止、突然昏倒、四肢厥冷为其主要临床表现的急性热病。

1. 病因病机　盱江医学主要从外因与内因两方面来加以认识和分析，外因方面有气候炎热、劳倦所伤及饮食不节；内因一般责之为虚，通常外因与内因互为因果。

2. 外治法　盱江医学尤倡灸法治疗急症，认为对于虚损昏迷的中暑，灸之可益气固脱、回阳救逆，如出现中暑晕倒的症状，应移病者于阴凉处，以温水灌下，若未醒，应艾灸气海穴，再服用补益药物进行调理。

3. 内治法　旴江医学认为中暑多为暑、湿、寒邪乘虚入内而发病，故可根据发病的病因进行辨证论治，大体有偏实偏虚之分。

（1）偏实　出现身热头痛、恶热、壮热、口渴欲饮、大汗淋漓、舌燥生苔刺等症状。治宜清热益气，方用人参白虎汤。

（2）偏虚　出现四肢乏力、易疲倦、精神欠佳、动则汗出、食欲不振，治宜解表清暑、理气化湿，方用清暑益气汤。

（二）厥证

厥证属中医内科急症，又被称为昏厥。《黄帝内经》论厥甚多，有以暴死为厥，有以四肢厥冷为厥，有以气血逆乱为厥，有以病情严重为厥。可概括为两类表现，一是指突然昏倒，不省人事；二是指四肢厥冷。

1. 病因病机　旴江医学认为气机失调、气血阴阳不相顺接是厥证的主要病因病机。

2. 外治法　旴江医学认为关元有强壮、补益元气、回阳固脱的作用。龚廷贤《寿世保元》记载阴厥者，开始可见"身冷脉沉、四肢厥逆、足踡卧、唇口青，或自利不渴、小便色白"。对于阴厥重证，治疗当艾灸关元百壮（一壮为一小桩艾灸完全燃烧），直到鼻尖有汗则停止。

3. 内治法　根据特点区分阴厥、阳厥、痰厥、气厥，而辨证施治。

（1）阴厥　由于阳气衰于下，阴寒过盛而致阳虚，阴邪乘虚而入所致，治宜回阳救逆，方用四逆汤（附子、干姜、炙甘草）或理中汤（人参、干姜、白术、炙甘草）。

（2）阳厥　由邪热过盛、阳气内郁不能透达四肢，而出现手足厥冷，出现热极似寒或真热假寒之象，治宜清热解毒、攻下热结，方用六一顺气汤（柴胡、黄芩、芍药、枳实、厚朴、大黄、芒硝、甘草）。

（3）气厥　情志刺激过甚，致肝气不疏、气机上逆、壅塞心胸、阴闭清窍、阳气不达四肢所致，治宜调达气机、宽中解郁，方用五磨饮子（木香、沉香、槟榔、枳实、台乌药）。

（4）痰厥　指因痰盛气闭，出现突然不省人事，喉中有痰鸣声的症状，用牙皂、白矾打成粉末，吹入鼻中，再以香油一盏，加入姜汁少许、灌入服用。

（三）发热

发热是指因各种原因引起体温升高超过正常范围，可分为低热和高热。高热是临床常见急症之一，现代医学将体温超过39℃称为高热。

1. 病因病机　旴江医家指出发热有虚实寒热之不同，但总归虚实两端。实，乃外感实邪；虚，乃劳倦内伤，气、血、阴、阳亏虚。《济世全书》提出"扪摸三法"，根据扪摸热感不通来判断病位深浅，如"以轻手扪之则热，重按之不热，是邪在皮毛、血脉也；重按之至筋骨之分则热蒸手极甚，轻手则不热，是邪在筋骨之间也；轻手扪之不热，重力以按之不热，不轻不重按之则热，是邪在筋骨之上，皮毛、血脉之下，乃热在肌肉也"。

2. 外治法 旴江医家治疗发热以"大椎、曲池"为主穴，多选用拔罐、刮痧、刺络放血等方式进行退热。

3. 内治法

（1）感受风寒发热者 表现为发热恶寒、头疼身痛、咳嗽喘急者，常用十神汤（川芎、白芷、麻黄、紫苏、陈皮、香附、赤芍、升麻、干葛、甘草煎服）。

（2）非时外感发热者 表现为头项痛、腰脊强、热者，常用九味羌活汤（羌活、防风、苍术、川芎、细辛、白芷、生地黄、黄芩、甘草、生姜、葱白煎服）。

（3）表虚发热者 表现为头痛发热、恶风脊强、脉浮缓、自汗，加减冲和汤（羌活、白术、川芎、白芷、细辛、生地黄、防风、黄芩、甘草、生姜、葱白煎服）。

（4）里热盛者 表现为脉洪大而渴，或身热有汗不解，常用加味白虎汤（石膏、知母、粳米、甘草、人参、五味子、麦冬、栀子煎服）。

（5）半表半里者 表现为耳聋胸胁痛、发寒热、呕而口苦者，常用加味小柴胡汤（柴胡、黄芩、半夏、人参、甘草、山栀、牡丹皮煎服）。

（6）里热腑实者 表现为潮热、发狂言而燥渴者，大便实，常用六一顺气汤。

（7）表里气血热盛者 表现为发斑狂躁、脉数有力、无汗，常用三黄石膏汤（黄连、黄芩、黄柏、栀子、麻黄、石膏、豆豉煎服）。

（8）热毒盛者 表现为大热不止、烦躁干呕、口渴喘满、四肢厥逆，常用加减黄连解毒汤（黄芩、黄连、黄柏、栀子、柴胡、连翘煎服）。

（9）元气暴脱发热者 表现为昏闷不省人事，热躁似有狂言，急迫予夺命独参汤（人参水煎，不拘时服）。

（四）崩漏

崩漏是指经血非时而下，或淋漓不断，或暴崩如注。《素问·阴阳别论》曰："阴虚阳搏谓之崩。"《古今医统》中有言"妇女崩漏，最为大病"的说法。可见，崩漏是妇科常见的急症。

1. 病因病机 崩漏病因有情志失调、劳逸过度、饮食不节、外感邪气等，以上病因中龚氏尤为重视情志因素在发病过程中的先导作用。旴江医家认为崩漏的主要病机为脾胃虚弱、气血乏源而致冲任虚损气不摄血。

2. 外治法 旴江医家以"血海"为主穴来对崩漏进行治疗，灸后必须服黄芪、人参、当归、炙甘草之类以补其气血。

3. 内治法 旴江医家重视"升阳"在治疗崩漏中的作用，常用益胃升阳汤治疗。方中黄芪、人参、甘草、当归等甘药以补胃气生血，升麻、柴胡以升发阳气。龚氏指出治疗崩漏用酒搭配药物使用，可提高温阳散寒、通经活络药效。

（五）中风

中风又名"卒中"，发病急骤、变化多端、病情危急，西医学的急性脑血管疾病与本病相近。《黄帝内经》中载有的"仆击""大厥""煎厥"等病相当于西医学所指中风急性期。

1. 病因病机　中风内因在于情志、饮食、房劳等导致真气耗散、气血两虚、荣卫失调、腠理不固，外风乘虚入里。风邪善行数变，易兼他邪，往往夹痰邪乘虚而入。

2. 外治法　如中风痰厥，不省人事、牙关紧闭者，此中风痰也，先用通关散吹鼻，次用吐法；吐后未醒，急灸百会、人中、颊车、合谷。龚氏也指出对血虚眩晕卒倒，不可艾灸；因血虚眩晕卒中者，气血大虚，倘若艾灸，不能充其气血，反而因惊苦叫动，动则耗气，以致气血更虚而死。

3. 内治法　对于一切卒中，龚氏《万病回春》载可急用摄生饮以通窍醒神，包含南星、姜半夏、木香、苍术、细辛、石菖蒲、甘草等药物。

主要参考文献

［1］姚晖，兰平. 地震灾害的应急医疗救援［J］. 中山大学学报：医学科学版，2008，29（6）：642-645.

［2］宫晓燕. 中医内科学［M］. 北京：科学技术文献出版社，2012.

［3］张序，肖安琪，冯杨，等. 空难的应急处置及患者急救［J］. 土木建筑与环境工程，2013，35（S2）：85-88.

［4］于学忠，黄子通. 急诊医学［M］. 北京：人民卫生出版社，2015.

［5］陈尔真，刘成玉. 临床医学概要［M］. 北京：人民卫生出版社，2015.

［6］王海京. 心肺复苏与创伤救护［M］. 北京：人民卫生出版社，2015.

［7］王海京. 救护师资教程（三）常见急症与避险逃生［M］. 北京：人民卫生出版社，2015.

［8］章晋辉，赵群，潘鑫，等. 拥挤踩踏事故伤研究进展［J］. 中华灾害救援医学，2015，3（2）：112-115.

［9］刘清泉. 中医急诊学［M］. 北京：中国中医药出版社，2016.

［10］石岩. 中医内科学［M］. 北京：科学出版社，2017.

［11］郑静晨，陈金宏. 灾害救援医学（让灾害不再成为灾难）［M］. 北京：中国科学技术出版社，2017.

［12］刘思含，郭树森，胡卫民. 我军地震灾害应急医学救援组织体制研究［J］. 灾害医学与救援，2017，6（3）：135-137.

［13］金静芬，樊长苗. 危急时刻，如何急救［M］. 北京：人民卫生出版社，2018.

［14］沈洪，刘中民. 急诊与灾难医学［M］. 3版. 北京：人民卫生出版社，2018

［15］中国蛇伤救治专家共识专家组. 2018年中国蛇伤救治专家共识［J］. 中华急诊医学，2018，27（12）：1315-1322.

［16］任引津，张寿林，倪为民，等. 实用急性中毒全书［M］. 2版. 北京：人民卫生出版社，2020.

［17］曾荣耀，王长志，徐诗雄，等. 我国地震灾害救援的现状与展望［J］. 中外医学研究，2020，18（23）：183-186.

［18］吴勉华，石岩. 中医内科学［M］. 5版. 北京：中国中医药出版，2021.

［19］李静梅. 家庭急救知识图解手册［M］. 天津：天津科技翻译出版有限公司，2021.

［20］桂莉，金静芬. 急危重症护理学［M］. 5版. 北京：人民卫生出版社，2022.

［21］罗永艾. 实用休克诊疗手册［M］. 北京：科学出版社，2022.

［22］周谊霞，蒋谷芬. 急危重症护理学［M］. 2版. 北京：中国医药科技出版社，2022.

［23］尤黎明，吴瑛 . 内科护理学［M］. 7 版 . 北京：人民卫生出版社，2022.

［24］深圳市宝安区应急医疗救援培训中心，张文武，于学忠 . "救"在眼前［M］. 北京：人民卫生出版社，2022.

［25］圣玛格丽特·奥斯汀（英），鲁迪·克劳福德（英）. 急救手册［M］. 3 版 . 北京：旅游教育出版社，2022.

［26］安媛媛，周晓羽，阮艺宏，等 . 我国 AED 配置标准探讨及建议——基于发达国家配置标准对比及研究进展［J］. 中国急救复苏与灾害医学杂志，2022，17（10）：1389-1393.

［27］张华，程少文，王鹏，等 . 院前急救待援期公众应对措施专家共识［J］. 中国急救医学，2022，42（5）：380-386.

［28］顾亚楠，窦清理，张文武，等 . 宝安公众急救培训模式的实践——基于第一响应人按需培训的研究［J］. 中国急救医学，2022，42（4）：303-306.

［29］倪伟 . 内科学［M］. 10 版 . 北京：中国中医药出版，2023.

［30］梁繁荣，刘明军 . 针灸推拿学［M］. 3 版 . 北京：中国中医药出版，2023.

［31］盛耀楠，卢恩达，负兆恒，等 . 我国高校实验室安全事故原因分析及对策［J］. 南京医科大学学报（社会科学版），2023，23（6）：591-596.

［32］梁吉霖 . 高校实验室危险化学品安全事故防范措施［J］. 化工管理，2023，9（26）：120-123.

［33］常丽，施亚萍 . 火灾现场医疗急救自救要点分析［J］. 防灾减灾工程学报，2024，44（3）：755-756.

［34］春露 . 我国公共场所踩踏事故的特点与应对措施［J］. 2023 年度灭火与应急救援技术学术研讨会论文集，2024：33-36.

［35］潘荣锟，于嘉仪，黄丽慧 . 实验室火灾爆炸事故风险分析及安全管理对策［J］. 化工管理，2024，11（22）：112-118.

［36］宋维，李超乾，田英平，等 . 急性中毒诊断与治疗中国专家共识［J］. 中国急救医学，2016，36（11）：961-974.

［37］王冰 . 黄帝内经素问［M］. 北京：人民卫生出版社，1963.

［38］佚名 . 神农本草经［M］. 武汉：湖北科学技术出版社，2016.

［39］张仲景 . 伤寒杂病论［M］. 2 版 . 北京：中国中医药出版社，2016.

［40］葛洪 . 肘后备急方［M］. 天津：天津科学技术出版社，2011.

［41］巢元方 . 诸病源候论［M］. 北京：人民军医出版社，2006.

［42］吴又可 . 温疫论［M］. 北京：中国医药科技出版社，2024.

［43］吴谦 . 医宗金鉴［M］. 北京：中医古籍出版社，2023.

［44］王清任 . 医林改错［M］. 天津：天津科学技术出版社，2023.

附录一　现场急救与自救实训技能考核参考表

成人（无颈椎损伤）单人心肺复苏和体外除颤实操考核表

姓名：　　　　　　学号：　　　　　　　班级：　　　　　　　学期：

序号	操作内容		技能操作关键要点及其评分标准	分值	得分
一、急救人员单人五个循环 CPR 操作技能考核					
1	环境评估及自我防护		观察周围环境并报告现场安全（3分） 口述已做好自我防护（2分）	5	
2	判断意识及反应		轻拍患者双肩，俯身高声呼叫（3分） 离患者耳朵距离小于20cm（2分）	5	
3	检查呼吸及脉搏		触摸颈动脉搏动判断脉搏及观察胸廓起伏判断呼吸（3分）；5～10秒（2分）	5	
4	呼救并取得 AED		大声呼救（2分）；表明急救员身份，寻求他人打急救电话及取来 AED（3分）	5	
5	确认复苏体位		整理患者体位（2分），置于平硬面（3分）	5	
6	胸外心脏按压	按压位置及手法	按压位置正确（2分）；手掌不离开胸廓（2分）；双手指交叉重叠（1分）	5	
7		按压姿势	肘关节伸直并垂直于患者（3分） 双肩与患者平行（2分）	5	
8		按压深度	按压深度5～6cm，胸部完全回弹（每个循环2分）	10	
9		按压频率	每分钟100～120次（3分）；中断按压通气时长小于10秒（2分）	5	
10	人工呼吸	呼吸道管理	观察并报告患者口腔是否有异物（3分） 正确手法清除异物（2分）	5	
11		开放气道	举头抬额法手法正确（3分） 气道开放到位呈90°（2分）	5	
12		人工呼吸	每次吹气持续约1秒，胸部可见起伏（每个循环2分）	10	
13		按压吹气比	按压通气比30：2（每多或少一次通气扣1分）	5	
二、急救人员 AED 操作技能考核					
14	准备和开机		将 AED 放于近患者头侧位置并打开电源开关	3	

续表

序号	操作内容	技能操作关键要点及其评分标准	分值	得分
15	安放电极片	正确按图示粘贴电极片	5	
16	第一次清场	在 AED 分析心律时，告知"不要触碰患者"	4	
17	第二次清场	充电完毕，准备除颤再次告知"不要触碰患者"	4	
18	电除颤	当 AED 提示除颤时，1 秒内按"电击"键除颤（2 分）；除颤后 3 秒内接续完成 5 组 CPR（2 分）	4	
19	复原体位	打开气道，约 10 秒评估呼吸和脉搏后，报告患者恢复呼吸与心跳、复苏成功（3 分）；整理患者衣服，做好人文关怀，口述患者已摆放复原体位、120 已到，报告操作完毕（2 分）	5	
		总分	100	

说明：80 分为该项目通过线

1. 考核通过学生由教师收回考核表后，学生在考核现场签到表签名后立即离开考场
2. 未通过学生，发回表给学生，学生复习该考核表，场外等候安排现场补考一次
3. 补考未通过学生，不能取得本课程学分

考核评估结果： 通过□ 未通过□

考核教师签名：

考核日期：

外伤出血急救实操考核表

姓名： 学号： 班级： 学期：

序号	操作内容	技能操作关键要点及其评分标准	分值	得分
外出血部位：				
1	环境评估及自我防护	观察现场并报告周围环境安全（3 分），做好自我防护（2 分）	5	
2	表明身份	表明救护员身份（5 分）	5	
3	安慰伤者并配合，将伤者置于适当体位	安慰伤者（2 分），嘱咐伤者配合抬高肢体，做好接替指压止血准备（3 分）	5	
4	检查受伤部位	检查（3 分）并口述伤口有无异物（2 分）	5	

续表

序号	操作内容	技能操作关键要点及其评分标准	分值	得分
5	直接压迫止血（或使用止血带）	1. 由救护员实施或救护员指导伤者用敷料压迫在伤口上并施加压力。无直接压迫止血或只放敷料，没有施加压力，为不合格 2. 放置衬垫，使用止血带位置正确并止血松紧合适，记录止血时间并标记在止血带部位，无此步骤为不合格（头部止血则忽略）	★	
6	保证敷料清洁	敷料清洁（尤其覆盖伤口面清洁，若敷料落在地上，须更换敷料）（3分）且大小完全覆盖伤口（2分）	5	
7	包扎方法	绷带缠绕包扎手法正确（5分）、熟练（5分）	10	
8	包扎松紧适度	包扎过紧（严重影响血液循环）或过松（不能有效固定敷料及保持足够压力），为不合格	★	
9	承托伤肢	若四肢外伤选用大悬臂带承托伤肢（3分），正确打结并略抬高伤肢末端（2分）。如头部出血则该部分忽略并得5分	5	
10	检查包扎效果并查验末梢循环	包扎整齐美观，敷料无外露（5分）；检查伤肢末梢血液循环、运动及感觉方法正确并表述（5分）	10	
	总分		50	

考核说明：★代表重点项目，重点项目全部合格，且得分40分及以上为该项目通过线

1. 考核通过学生由教师收回考核表后，学生在考核现场签到表签名后立即离开考场
2. 未通过学生，发回表给学生，学生复习该考核表，场外等候安排现场补考一次
3. 补考未通过学生，不能取得本课程学分。

考核评估结果： 通过□ 未通过□

考核教师签名：
考核日期：

四肢骨折固定急救实操考核表

姓名： 学号： 班级： 学期：

序号	操作内容	技能操作关键要点及其评分标准	分值	得分
骨折部位：				
1	环境评估及自我防护	观察现场并报告周围环境安全（3分）；做好自我防护（2分）	5	
2	表明身份并安慰伤者	表明救护员身份（3分）；安慰伤者（2分）	5	
3	检查受伤部位并制动	评估受伤肢体并表述（3分）；告知伤者配合做好制动处理（2分）	5	
4	检查血液循环、运动及感觉	检查血液循环、运动及感觉	5	

续表

序号	操作内容	技能操作关键要点及其评分标准	分值	得分
5	使用衬垫	选择合适夹板并正确摆放（2分）； 选择合适衬垫并放置合适位置（3分）	5	
6	伤肢固定	夹板的长度应超过骨折处的上下关节（5分）	5	
7		先固定骨折的上端（近心端），再固定下端（远心端），否则不合格	★	
8		绑带不得系在骨折处（5分）； 布条数量正确并固定松紧适当（5分）	10	
9		固定后，上肢为屈肘位，下肢为伸直位，否则不合格	★	
10	检查包扎效果 并查验末梢循环	上下关节固定，布条打结位置正确（5分）； 检查伤肢末梢血液循环、运动及感觉方法正确并表述（5分）	10	
	总分		50	

考核说明：★代表重点项目，重点项目全部合格，且得分40分及以上为该项目通过线

1. 考核通过学生由教师收回考核表后，学生在考核现场签到表签名后立即离开考场
2. 未通过学生，发回表给学生，学生复习该考核表，场外等候安排现场补考一次
3. 补考未通过学生，不能取得本课程学分

考核评估结果：　通过□　未通过□

考核教师签名：
考核日期：

附录二　创伤急救实操考核要求

一、止血包扎实操考核点

（一）头顶部右侧出血（三角巾头顶帽式止血包扎）（5分钟）

序号	项目	技术标准
1	观察环境，做好防护，表明身份	观察并报告环境安全 戴手套或口述已做好自我防护 我是红十字救护员，我可以帮助您吗？
2	安慰伤员，将伤员置于适当体位	不要紧张，我帮您处理外伤 寻求周围人员拨打急救电话，将伤员置于坐位
3	检查伤情	检查伤员头部，报告伤员头部外伤，伤口无异物
4	直接压迫止血	用足够大的（大于伤口周边3厘米）敷料放在伤口上并施加压力止血
5	三角巾头顶帽式包扎	将三角巾的底边折两横指宽，中间三分之一置于伤员前额齐眉处，两底角经耳上至枕骨下方压住顶角左右交叉，再经耳上绕向前额齐眉打结，一手压住前额，另一手拉紧顶角，将顶角折叠塞入两底角交叉处固定
6	观察伤员	观察伤员面色有无发绀、苍白，并询问伤员有无不适，做好人文关怀。报告操作完毕

（二）左前臂出血（绷带螺旋反折式止血包扎）（5分钟）

序号	项目	技术标准
1	观察环境，做好防护，表明身份	观察并报告环境安全 戴手套或口述已做好自我防护 我是红十字救护员，我可以帮助您吗？
2	安慰伤员，将伤员置于适当体位	不要紧张，我帮您处理外伤 寻求周围人员拨打急救电话，将伤员置于坐位
3	检查伤情	检查伤员左前臂，报告伤员左前臂出血，伤口无异物
4	直接压迫止血	用足够大且厚的敷料放在伤口上并施加压力止血
5	加压包扎	绷带螺旋反折包扎法包扎伤肢

续表

序号	项目	技术标准
6	承托伤肢	大悬臂带悬吊伤肢，结打在颈后右侧方，伤肢末端略抬高
7	观察伤员	观察伤肢末端血液循环，做好人文关怀，报告操作完毕

二、骨折固定实操考核点

(一) 左前臂中段骨折固定（5分钟）

序号	项目	技术标准
1	观察环境，做好防护，表明身份	观察并报告环境安全 戴手套或口述已做好自我防护 我是红十字救护员，我可以帮助您吗？
2	安慰伤员，将伤员置于适当体位	不要紧张，我帮您处理外伤 寻求周围人员拨打急救电活，将伤员置于坐位
3	检查伤情	检查伤员左前臂并询问是否疼痛，报告左前臂疑似骨折，无伤口
4	固定伤肢	将伤肢屈曲置于胸前，检查伤肢末端运动、感觉、循环。用现场可利用物品进行骨折固定，先固定骨折近心端，再固定骨折远心端，结打在固定物与伤肢之间
5	承托伤肢	大悬臂带悬吊伤肢，结打在颈后右侧方，伤肢末端略抬高
6	观察伤员	检查伤肢末端血液循环、运动及感觉，做好人文关怀。报告操作完毕

(二) 右小腿中段骨折固定（5分钟）

序号	项目	技术标准
1	观察环境，做好防护，表明身份	观察并报告环境安全 戴手套或口述已做好自我防护 我是红十字救护员，我可以帮助您吗？
2	安慰伤员，将伤员置于适当体位	不要紧张，我帮您处理外伤 寻求周围人员拨打急救电活，将伤员置于仰卧位
3	检查伤情	检查伤员右小腿并询问是否疼痛，报告伤员右小腿疑似骨折，无伤口
4	暴露肢体末端	将伤员鞋袜脱掉并保存好，观察伤肢末端血液循环、运动及感觉
5	穿条带	三角巾折叠成四条适当宽度（约10厘米）的条带，两条自伤员左膝关节下方穿入，分别放于大腿和骨折近心端，两条自伤员踝关节下方穿入，分别放于骨折远心端和踝关节下方
6	放衬垫	两下肢之间加衬垫，移动左下肢，将双下肢轻轻并拢

续表

序号	项目	技术标准
7	固定条带	分别固定骨折近心端、骨折远心端，然后固定大腿，结打在左侧，最后两足之间加衬垫，踝关节"8"字固定，结打在两足背之间
8	观察伤员	检查伤肢末端血液循环、运动及感觉，做好人文关怀。报告操作完毕